Rheuma + Gicht
Selbstbehandlung durch **Ernährung**

von
Dr. med. Hellmut Lützner
Chefarzt der Kurpark-Klinik
Fachklinik für ernährungsabhängige
Krankheiten
Überlingen/Bodensee
und
Helmut Million
Chefkoch in der gleichen Klinik

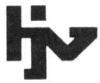

Verlag Jungjohann · 7107 Neckarsulm

Zuschriften und Kritiken an
Lektorat: Dr. med. H. Jungjohann, Postfach 1252, 7107 Neckarsulm, Tel. 0 71 32 / 25 86

Copyright 1982 Verlag Jungjohann – 7107 Neckarsulm

Druck: Heidelberger Reprographie Andreas Grosch GmbH,
            Seestraße 72, 6904 Eppelheim-Heidelberg
Satz: intype – Marianne Hermanns-Schuster, Unter den Eichen 93, 1000 Berlin 45
Einband-Bild: M. Raaymakers

VORWORT

Bücher werden geschrieben, weil Wissen oder Begebenheiten dargestellt werden sollen.

Dieses Buch wurde abgefragt.

„Gibt es wirklich keinen Einfluß der Ernährung auf mein Rheuma? Manche berichten, daß . . . "

Nicht wenige praktische Ärzte berichten ebenfalls, daß da ein Zusammenhang bestehen muß. „Warum sagt man nichts davon, auch wenn es nur eine kleine Chance wäre?"

Es gibt genügend Erfahrung, auch Bücher, die den Weg weisen, hingegen zuwenig wissenschaftliche Belege. Es gibt leider entscheidende Hindernisse, daß Erfahrungen in der Klinik gemacht werden können. Solange Großküchen aus wirtschaftlichen und personellen Gründen eine „moderne" Zivilisationskost anbieten, können positive Einflüsse auf den Verlauf von rheumatischen Krankheiten durch Ernährung nicht beobachtet werden. Vorläufig bleibt die Zubereitung einer heilenden Nahrung eine Kunst in der Hand der Hausfrau. Die nötige Ernährungsrevolution kann nur in der eigenen Küche stattfinden.

Dieses Buch möchte alte Erfahrung erinnern und Sie durch ein Ernährungsexperiment mit sich selbst führen. Es möchte zwischen der Erfahrungsmedizin und der Wissenschaft vermitteln.

Wir brauchen dazu das persönliche Engagement des Lesers und seinen Erfahrungsbericht.

Überlingen, Bodensee den 4.6.1982

Hellmut Lützner
Helmut Million

INHALTSVERZEICHNIS

Vorbemerkungen 1
Rheuma und Ernährung –
    was haben sie miteinander zu tun? 2
Schleichender Beginn 3
Verschlackung 4
„Überwachungsdienst" 5
Selbsthilfe einmal anders 6
Was heißt Heilung 8
Zwei Wege führen zur Heilnahrung 10
Die schrittweise Nahrungsumstellung 11
Wer – wann – was 14
Essen will gekonnt sein 17
Übersicht Nahrungsumstellung* 19
Rezeptteil I – Rohkost 25
Rohkostrezepte* 27
    Salate* 27
    Salatsossen* 31
    Rohkostplatten* 35
    Entlastungstage * 37
Rezeptteil II – Heilnahrung 41
Von der Auswahl und Vorbereitung 43
Heilnahrung 1. Woche* 49
Heilnahrung 2. Woche* 53
Frühstücksplan* 57

VIII

Müslirezepte* 61
Vierzehn Tagespläne* .... 65 - 91
Bücher, die Ihnen weiterhelfen 93
Kritikbogen* 95

———————

* Diese Seiten können Sie heraustrennen, auf Pappe kleben und
  nach Bedarf in Ihrer Küche aufstellen oder -hängen.

Dieses Buch ist
nicht für Leute,

    die rasche Erfolge erwarten,
    die die Flinte ins Korn werfen, sobald
        etwas nicht gleich gelingen will,
    die mit sich nicht lange streng sein können.

Dieses Buch
wurde geschrieben für Leute,

    die bereit sind, alte Gewohnheiten über Bord
        zu werfen, bereit auch, ein Experiment
        mit sich selbst zu machen,
    die einmal Begonnenes durchhalten
        bis zum guten Ende,
    die ihren Plan notfalls auch gegenüber ihren
        Familienangehörigen und wohlmeinenden
        Freunden verteidigen.

Dieses Buch
ist Rheumakranken gewidmet,

    die ihr Schicksal ändern wollen,
        solang das noch möglich ist,
    die über ihre persönliche Erfahrung berichten
        und sie zum Nutzen anderer bezeugen wollen,
    die ihre Erfahrung damit auch in den Wissens-
        schatz ärztlicher Heilkunst einbringen werden.

Die Ernährung spiele bei rheumatischen Erkrankungen, außer bei Übergewicht und Gicht, keine Rolle, sagen die meisten Rheumatologen.

Ernährungsbehandlung habe ihr Rheuma gebessert, ja sogar ausgeheilt, bezeugen Rheumatiker.

Ärzte und Laien aus allen Zeiten konnten letzteres bestätigen.

Streit? Wir wollen uns in den Meinungsstreit nicht einschalten; er hat seine verständlichen Ursachen. Ich würde dieses Buch nicht schreiben, hätte ich nicht Ausheilungen und manche erstaunlichen Wendungen im Leidensweg von Menschen mit chronischem Gelenkrheumatismus, häufiger mit Weichteilrheumatismus gesehen.

erlebt und Besonders eindrucksvoll war das Schicksal einer 55-jährigen
beobachtet Frau, die seit 20 Jahren an einem chronischen, zur Versteifung führenden Gelenkrheumatismus (PcP) litt. Sie hatte alle Formen medikamentöser Behandlung hinter sich: von der Salicysäure über Indometacin, Butazon bis zur Langzeitbehandlung mit Gold, Resochin und Cortison. Dabei war sie in etliche Sackgassen von Nebenwirkungen geraten. Fango- und Moorkuren taten wohl, konnten das Fortschreiten des Leidens jedoch nicht stoppen.

Seit 12 Jahren ist sie gesund — durch nichts anderes als durch zweimaliges Heilfasten und eine konsequente Ernährungsumstellung. Die Veränderungen an den Fingergelenken bleiben ihr allerdings als Erinnerung. Sie hat *nie wieder* einen rheumatischen Schub gehabt oder Schmerzmittel gebraucht. Nur wenn sie einmal in ihre alten Eßgewohnheiten zurückgefallen war oder bei Einladungen nicht Nein sagen konnte, meldeten sich die Gelenke durch erneuten Schmerz; sie sind zu ihrem „Gesundheitsbarometer" geworden.

Mit diesem Beispiel möchte ich nicht zu übertriebenen Hoffnungen anregen. Ausheilungen sind selten.

Mit gutem Gewissen kann aus ärztlicher Erfahrung jedoch gesagt werden:

was hilft, gilt Fasten und Ernährungsumstellung vermögen den Stoffwechsel des Rheumatikers so nachhaltig zu beeinflussen, daß rheumatische Schübe vermieden, das Fortschreiten des Leidens gebremst und der Medikamentenverbrauch entscheidend vermindert werden kann.

Hoffnung ist anderweitig berechtigt:

> Mit der Ernährungstherapie wird ein Weg der Selbstbehandlung des Rheumatikers eröffnet.

Rheuma und Ernährung –
was haben sie miteinander zu tun?

„Rheuma", Rheumatismus (abgekürzt: Rheuma) ist eine Sammelbezeichnung für Schmerzen an den Bewegungsorganen, die an den verschiedensten Stellen, oft wechselnd auftreten und häufig mit Schwellungen, Entzündungen und Behinderung, später mit Versteifungen einhergehen. Betroffen sein können die Gelenke, die Wirbelsäule, die Muskeln, Sehnen und Sehnenscheiden, die Nerven und das Bindegewebe. Aber auch andere Organe können miterkranken: Die Blutgefäße, die Augen und die Haut.

Allgemein- **erkrankung** Rheumatismus ist keine lokale, sondern eine allgemeine Erkrankung; er betrifft den *ganzen* Körper, unabhängig davon, ob sich der Schmerz im Augenblick nur hier oder da und dort meldet. Nicht anders ist das bei der Gicht, einer rheumaähnlichen Erkrankung, von der man weiß, daß sie eine Allgemeinkrankheit ist, eine Stoffwechselkrankheit.

Mit großer Wahrscheinlichkeit spielt der Stoffwechsel auch beim Rheuma eine weit größere Rolle als bisher angenommen wurde.

Viele Diagnosen Lassen wir uns durch die vielen Erscheinungsformen des Rheumatismus und die dadurch bedingten vielen Diagnosen (Krankheitsbezeichnungen) nicht irremachen. Lassen Sie von Ihrem Arzt oder einem Rheumaspezialisten feststellen, welcher Art Ihre Beschwerden sind und ob sie zum rheumatischen Formenkreis gehören.

Um Rheuma oder Gicht in ihren Ursachen, ihrer Vielfalt und in ihrem Verlauf kennen zu lernen, ist es der Mühe wert, sich durch die im Verzeichnis am Ende des Buches genannten vorzüglichen Bücher zu unterrichten.

Für unser Thema genügt es, zwei Tatsachen zu erkennen:

> Veränderungen im Gewebsstoffwechsel sind fast allen rheumatischen Erkrankungen und der Gicht gemeinsam. Deshalb sind sie einer Ernährungsbehandlung zugänglich, wie sie auch heißen mögen.
> Die Entstehungsgeschichte rheumatischer Krankheiten ist lang, manchmal lebenslang.
> Deshalb müssen sie sehr lange behandelt werden, oft lebenslang.

Schleichender Beginn.

Im Gewebe Bevor der Gichtkranke von seinem ersten Schmerzschub angefallen wird, lagerte sich bereits jahrelang unbemerkt nicht ausgeschiedene Harnsäure in seinem Körper ab, „bis der Topf voll war".

Die Krankengeschichte eines Rheumatikers kann recht charakteristisch sein:
In der Jugend hatte er eine Reihe von Mandelentzündungen, später ab und zu nur Heiserkeit und Bronchitis; irgendwann befiel ihn ein Hexenschuß, Jahre später eine fieberhafte Gelenkentzündung mit Herzbeteiligung. Zwischendurch kam vielleicht ein Ischias und oft viel später das Steifwerden der Wirbelsäule oder der großen Körpergelenke, die ihn schließlich in ein Rheumabad führten.

Seit langem   Dieser Mann wurde nicht erst jetzt von Rheuma befallen, sondern schon seit Jahrzehnten — nur eben in scheinbar zusammenhangloser Form.

Im Verborgenen spielte sich ein Kampf zwischen dem Rheuma und dem befallenen Organismus ab. Typisch ist der Wechsel der Erscheinungen im Leben eines Rheumatikers. Von hier aus wird verständlich, warum eine tiefgründige Behandlung solch langzeitigen Geschehens Zeit und Geduld braucht.

Wissen-
schaftlich
bewiesen?   Warten Sie nicht auf den wissenschaftlichen Nachweis der Zusammenhänge. Er ist schwierig und dürfte noch viel Forschungsarbeit beanspruchen.

Immerhin verfolgen Biochemie und Immunologie interessante Spuren bis ins Innerste des Zellstoffwechsels hinein. Ernährungsabhängige Veränderungen an den Blutgefäßen, im Bindegewebe, in der Muskulatur und in den weichen Gelenkkapselanteilen sind mit Hilfe des Elektronenmikroskopes in letzter Zeit sichtbar geworden.

> Packen Sie Ihr Schicksal unproblematisch an, bevor es zu spät ist! Lassen Sie sich durch Menschen ermutigen, die den praktischen Weg einer Stoffwechsel- und Ernährungskorrektur gegangen sind.

Verschlackung

Wir brauchen einen Leitfaden für unser Handeln. Warum sollten wir nicht auf die uralte Weisheit von der Verschlackung des Körpers und seiner möglichen Entschlackung bauen? Sie ist einfach und wird oft belächelt; doch ist sie nach wie vor brauchbar.

Das bildhafte Wort „Verschlackung" stammt vom Ofen. Wer ihn immer nur auffüllt, aber kaum reinigt, braucht sich nicht zu wundern, wenn er verschlackt, verrußt und immer weniger Wärme spendet, auch wenn man immer mehr hineinsteckt. Hier hilft nur ein gründliches Entrußen und Entschlacken.

Der menschliche Körper ist wesentlich komplizierter angelegt als ein Ofen. Aber auch er hat nur eine begrenzte Aufnahmefähigkeit für Stoffe, mit denen er im Laufe seines Lebens fertig werden muß, einerlei, ob es Bakterien, Gifte, Virustoxine, Fremdstoffe jeglicher Art oder ein Übermaß an Nahrung ist. Was nicht verarbeitet, „verstoffwechselt" werden kann, wird im Bindegewebe aufgefangen, vernichtet oder gespeichert. Das Bindegewebe findet sich als Zwischengewebe in allen Organen, auch in den Blutgefäßen, in der Muskulatur und in der Gelenkkapsel. Solange dieses „Organ" funktioniert, geht alles gut — jahre- oder jahrzehntelang.

Ablagerung

Überempfindliche Reaktionen

Doch eines Tages verändert der Verschlackungsprozess die Bindegewebszellen. Der Körper wird überempfindlich gegenüber den dort abgelagerten Giftstoffen, ja sogar gegenüber den veränderten eigenen Körperzellen.

Auslösung

Dann bedarf es nur noch eines Wetterwechsels, einer Erkältung oder einer Durchnässung, um eine rheumatische Reaktion auszulösen. Nur scheinbar kommt das dann aus heiteren Himmel.

„Überwachungsdienst"

Vorher

Wie auch die Zusammenhänge sein mögen, der *noch Gesunde* sollte sich von Zeit zu Zeit befragen

- ob sich sein Körper in der von der Natur gedachten Ordnung befindet,

- ob er Kälte noch mit Wärme beantworten kann oder mit einer Erkältung,

- ob er auf Hitze sinnvoll mit Schwitzen oder mit einem Wärmestau reagiert.

Er sollte täglich, mindestens aber wöchentlich prüfen,

— ob er seinen Muskeln und Gelenken eine zusätzliche Belastung zumuten kann;
erst dann darf er seiner Leistungsreserven sicher sein;

— ob Herz, Kreislauf und Atmung auch dann noch alles hergeben, wenn der Alltagstrott durchbrochen werden muß, weil eine ungewohnte Anforderung gestellt wird.

Nicht zuletzt haben wir es alle nötig, uns auf das rechte Maß bezüglich Nahrungsaufnahme und Energiebedarf, von Einfuhr und Ausfuhr, Einlagerung und Ausscheidung zu besinnen.

Umkehr
Wieviel mehr bedarf der *Erkrankte* dieses Nachdenkens und Prüfens!

Seine Funktionen sind im Laufe der Jahre eingeengt, und zwar: Nicht nur seine Bewegungsabläufe, sondern auch und vor allem seine Stoffwechselabläufe. Hier geht es dann nicht mehr nur um Besinnung und leichte Korrektur. Hier ist gegenüber der jahrelangen Einlagerung, Vergiftung und Verschlackung der drastische Eingriff, die Umkehr und die Neuordnung aller Lebensabläufe unerläßlich.

Der Körper selbst übernimmt staunenswerte Reinigungs- und Reparaturarbeiten, wenn man ihm die Voraussetzungen dazu schafft, und das Leiden nicht schon das Stadium des Unkorrigierbaren erreicht hat.

Selbsthilfe einmal anders.

Was Sie über Rheumabehandlung wissen sollten, erfahren Sie durch Ihren Arzt, während eines Kuraufenthaltes, durch die Selbsthilfegruppen der Rheumaliga und durch Bücher, die Ihnen das Verständnis für Ihr Leiden öffnen und zum Selberhandeln anregen. (Siehe Bücherliste).

> Dieses Büchlein will Hilfe zur Selbsthilfe für die Bereiche Ernährung, Stoffwechsel, Verdauung und Ausscheidung anbieten.

Zähne sanieren

Den Schmerz können Sie durch sinnvolle Anwendungen lindern, die Bewegungseinschränkung durch richtig dosierte Bewegung überwinden. Einen giftstreuenden Zahnherd sollte man entfernen — auch wenn er nicht allein für das Leiden verantwortlich gemacht werden kann.

Durch die Stoffwechsel- brille sehen

Es lohnt sich, Schmerz und Bewegungseinschränkung auch vom Stoffwechsel her zu betrachten:
Ein entgiftetes und entschlacktes Gewebe wird frei von dem Schmerz, der durch Stoffwechselreste und Stoffeinlagerungen im Gewebe zustande gekommen ist. Dieser Schmerzanteil beträgt bei manchen rheumatischen Erkrankungen nur 10 oder 20 %, bei anderen jedoch 50 % und mehr. Bei „Zellulitis", Pannikulose oder dem Weichteilrheumatismus kann der stoffwechselbedingte Schmerzanteil 100 % betragen. Die Blutuntersuchung ergibt oft kein Zeichen dafür, ob es sich um echten Rheumatismus oder um Gicht handelt. Wir sind sicher, daß es auch andere Formen solcher „Verschlackungsrheumatismen" gibt. Sie sind einer Ernährungsbehandlung sehr gut zugänglich. Jetzt fangen Sie an, die Verschlackungstendenz Ihres Körpers zu ändern.

Ausschei- dung

Anregung zu ausgiebiger Bewegung bedeutet gleichzeitig Anregung zum Schwitzen (d.H. zur Ausscheidung) und Anregung zum Abbau der in der Muskulatur abgelagerten Schlacken.

Ausleitung

Die Pflege des Wärmehaushaltes ergibt nicht nur angenehme Durchwärmung und Schutz vor Kälte, sondern auch die richtige Betriebstemperatur in der Blutbahn und in den Körpergeweben, um Entschlackungs- und Entgiftungsvorgänge besser ablaufen zu lassen (Bäder, Packungen, Thermalschwimmen u.ä.)

Massagen haben nicht nur den Sinn, die Muskulatur zu lok-
kern und die Gelenke beweglich zu machen, sondern auch
den, im Gewebe abgelagerte Stoffe zu mobilisieren und der
Ausscheidung zuzuführen. Die tastende Hand des Masseurs
erlebt am ehesten, wie sich die Knötchen, Verklebungen,
flächenhaften Verdichtungen im Gewebe mit den Schmerz-
zonen des Patienten decken. Sie sind weit rascher zu lösen,
wenn man die Behandlung nicht allein mit Wärme, Bewegung und Packungen durchführt, sondern auch mit einer
entschlackenden Ernährung und der Ausleitung über Haut
und Darm verbindet.

**Fütterungs-
u. Entsor-
gungssysteme
in Ordnung
halten**

Offen gestanden: Ich verstehe nicht, warum diese Sicht in
der Allgemeinbehandlung des chronisch Kranken noch immer so vernachlässigt wird. Wer sie in den Behandlungsplan
einfügt, hat mehr Erfolg.

Die Fütterungs- und Entsorgungssysteme des Menschen be-
schränken sich nicht auf Mund, Darm und After, wie man
gemeinhin annimmt; sie existieren ebenso in jedem Organ
mit seinem von feinen Kanälchen durchzogenen Bindegewebe; dies gilt nicht minder für jede Zelle.

Was heißt Heilung?

Die Endausheilung rheumatischer Krankheiten ist selten. Es
gibt aber praktische Heilung im Sinne einer weitgehenden
Beschwerdefreiheit: sie ist allerdings abhängig von der le-
benslangen Sorge des Rheumatikers um die Funktionstüch-
tigkeit seiner Stoffwechselorgane. Das heißt:

Lebenslang

> Wer gelernt hat, Ernährung, Ausscheidung und Bewe-
> gung im bestmöglichen Gleichgewicht zu halten, kann
> gesunden und sich gesund erhalten. Wer „lebendig" ge-
> worden ist, hat auch die Aussicht „heil" zu sein.

Erlebte Besserungen ermutigen zum Weitermachen. Ein Stillstand im Fortschreiten der Erkrankung oder ein Vermindernkönnen der Schmerzmittelzahl sind beachtenswerte Ergebnisse der eigenen Bemühungen.

Rechtzeitig! Solange sich ein Organismus noch ändern kann, lohnt sich der Aufwand. Je früher Sie beginnen, umso mehr erreichen Sie durch eine Ernährungsbehandlung. Wer in den Teufelskreis: Schmerz – Behinderung – Resignation – Trost durch „Lebensgenüsse" geraten ist, steht vor der schwierigen Entscheidung: So weiter?? Oder Einschnitt und Umkehr!

Am eigenen Leibe habe ich die verheerenden Folgen einer Störung im Fütterungs- und Entsorgungssystem des Körpers erfahren.

15 Jahre lang war vergeblich versucht worden, einer chronischen Hauterkrankung mit Hilfe äußerlicher Mittel Herr zu werden. Da das Ekzem zeitweise große Teile meines Körpers überzog, fühlte ich mich körperlich und seelisch stark behindert. Bis mir ein Arzt sagte: Du mußt Deine Ernährung ändern und für eine bessere Ausscheidung sorgen. Ich habe heute eine vollkommen glatte und gesunde Haut. Dennoch bin ich nach wie vor ein Ekzematiker: Ich brauche nur drei Tage lang das Falsche zu essen, so fängt meine Haut an zu jucken, Bläschen zu bilden und zu nässen; in kurzer Zeit ist der Ausschlag wieder da. (Leider esse ich die krankmachende Nahrung ebenso gern wie die heilsame. Der Appetit funktioniert eben nicht als instinktsichere Bremse). Ich weiß inzwischen: Hier hilft nur unbedingter Verzicht und **Heilung hältst** die Umkehr zur Heilnahrung, die meine Dauernahrung ge-**du in der** worden ist. Die Haut wurde zum Barometer meines richti-**eigenen Hand** gen oder falschen Ernährungsverhaltens.

Zwei Wege führen zur Heilnahrung

1. Die Kehrtwendung.

Fasten   →   Rohkost   →   Heilnahrung

Sie ist streng, aber tief befriedigend. Fasten ist der beste Einstieg in eine Ernährungsumstellung; er führt am schnellsten zum Erfolg.

2. Die schrittweise Nahrungsumstellung.

Zivilisationskost   →   Vollwertkost   →   Heilnahrung

Dies ist der vorsichtigere Weg — richtig für alle, die weder Fasten sollten noch Rohkost essen können. Er führt ein wenig langsamer zum gleichen Ziel.

Die Kehrtwendung

Die Änderung bisheriger Ernährungsgewohnheiten gelingt am besten durch einen entschlossenen Stopp des Bisherigen und den Beginn „von unten her", vom Nullpunkt aus.

Fasten

Fasten heißt:

- totaler Nahrungsverzicht: nichts essen,
- nur trinken: Tees, Obst- und Gemüsesäfte und reichlich Wasser.
- Für Ausscheidung sorgen
- und viel Bewegung an frischer Luft.

Für 5–7 Tage mag das jedem gelingen, der neben gutem Willen ein wenig Mut hat, nicht schwer krank oder abgemagert ist. Eine genaue Gebrauchsanweisung finden Sie in meinem Buch: „Wie neugeboren durch Fasten", Gräfe und Unzer-Verlag München.

Vor „wildem Fasten" möchte ich warnen. Haben Sie keine Angst! Probieren Sie es — aber machen Sie es richtig! Es will gelernt sein.

Fasten rührt den „trüben Bodensatz" von Entzündungsfolgen, Stoffwechselschlacken und degeneriertem Zellmaterial auf und räumt den „Müll" beiseite. Es ist seit Jahrtausenden die bewährteste Methode, Krankhaftes abzubauen und auszuscheiden. Fasten bedeutet für den Patienten einen tiefen Umbruch im Körperlichen wie im Seelischen.

Es ermöglicht den Verzicht, durchtrennt unsere alltäglichen Gewohnheiten. Sowohl in die Hartnäckigkeit des Leidens wie in die Verkrustung der Lebensgewohnheiten führt es zu einem heilsamen Einschnitt.

Rohkost

Der Übergang in eine **Rohkostbehandlung** fällt nach diesem Kurz-Fasten nicht schwer (2–6 Wochen). Es geht weiter mit dem Abbau von Krankhaftem, während dem Körper schon reichlich Vitamine, Pflanzenfermente, Rohstoffe und unzerstörte Zellinformationen zum Aufbau angeboten werden. Die Rohkost erzieht zum Kauen, verändert Geschmackstraditionen, vermittelt Freude am Ursprünglichen und läßt das verlorene Nahrungsmaß wiederfinden. Rohkostkuren sind berühmt geworden.

aktive Heilnahrung

Schließlich kommen wir zur **aktiven Heilnahrung**, die lang genossen werden kann (2–6 Monate). Ihre Zusammensetzung und ihr Prinzip verstehen Sie, wenn Sie die nächsten Seiten lesen.

Die schrittweise Nahrungsumstellung

Vollwertnahrung für alle

Über- und Fehlernährung bedürfen der Korrektur, wenn es um Gesundung gehen soll. Der erste Schritt führt von der Zivilisationskost – Traditionskost, bürgerlichen Küche – zu einer modernen Vollwertnahrung, wie sie jeder gesunde Mensch heute ohnehin anstreben sollte.

Der zweite Schritt führt über den Verzicht auf Fleisch, Wurst und Fisch, Süßwaren und hocherhitzte Milchprodukte zur vegetarischen Vollwertnahrung: Man sorgt für ein

Vegetarische Gesundkost ausgewogenes Eiweißangebot aus Gemüse, Früchten, Korn, Milch und Ei. Sie ist bereits Gesundkost, die lang genossen werden kann und die wesentlichen Veränderungen im kranken Organismus stufenweise, wenn auch langsam vollzieht. Fleischwaren werden übrigens nicht aus weltanschaulichen Gründen gemieden, sondern weil sie von Rheumatikern als ungünstig erlebt wurden.

Mit einem dritten Schritt gelangt man zur eigentlichen **aktive Heilnahrung**en Heilnahrung. Ihre Wirkung beruht auf der noch größeren Konsequenz auf dem Weg vom „Nahrungsmittel" zum „Lebensmittel."

Hier geht es nicht nur um die Vermeidung ungünstiger bzw. schädlicher Nahrungsbestandteile, sondern vor allem um **Zufuhr aktiv-lebendiger Substanz**. Ihre Wirkung beruht auf den drei Grundsätzen:

– *So naturbelassen wie möglich*, möglichst ohne eingreifende Verfahren hergestellt; so schonend wie möglich zubereitet; ohne chemische Schönungs- und Konservierungsmittel.
– *So frisch wie möglich*. Die Zeit zwischen Ernte, Kauf, Zubereitung und Verzehr sollte so kurz wie möglich sein. Frischsäfte und Rohkost verlieren erheblich an Wert und Geschmack, wenn man sie auch nur eine halbe Stunde stehen läßt.
Frischgemüse sind wertvoller als Konservengemüse.
– *Gesund vom Boden her*. Biologisch orientierter Land- und Gartenbau produziert gesündere und stabilere Pflanzen; sie schmecken besser und führen eher zur Gesundung als kunstgedüngte und mit chemischen Mitteln behandelte.

Zu ihrem hohen Sättigungs- und Befriedigungswert gesellt sich der bedeutende Heilwert dieser Ernährungsform.

Schließlich sei noch einmal deutlich gesagt: der noch so strenge diätische Eingriff bleibt sinnlos, wenn ihm nicht eine langzeitige Ernährungsumstellung folgt. Haben Sie keine Angst vor eigener Unzulänglichkeit. Der durch eine Nahrungspause gereinigte und entlastete Organismus verlangt von selbst nach gesunder Nahrung.

Auf den Seiten 19 - 23 finden Sie eine Übersicht, die Ihnen Dreierlei deutlich macht.

— Wo stehe ich zur Zeit?

— In welchen Bereichen muß ich meine Nahrung ändern?

— Welche nächsten Schritte kann ich gehen?

Trennen Sie die Seiten heraus und kleben Sie sie auf eine Pappe untereinander. Die Übersicht „Nahrungsumstellung in zwei Schritten" wird der Kompaß für Ihren Weg in den nächsten zwei Jahren sein — oder für immer.

Hier sind zwei große Schritte aufgezeichnet. Gehen Sie den Weg der Nahrungsumstellung in vielen kleinen Schritten. Machen Sie sich einen eigenen Stufenplan!

Stufenplan Zum Beispiel so:

1. Schritt: Ab heute keine Bonbons mehr.

2. Schritt: Morgens Birchermüsli probieren.

3. Schritt: Mit der Familie besprechen:
anderes Brot probieren,
wer kauft was — wo — ein?

4. Schritt: . . . .

Zunächst also: Papier und Stift für die Planung in die Hand!

Ob Kehrtwendung oder schrittweise Nahrungsumstellung — gehen Sie den Weg, der Ihrer Krankheitssituation angemessen ist und Ihrem Wesen am ehesten entspricht. Gehen Sie den Weg, den Ihre Berufs- oder Familiensituation erlaubt.

14

Wer – wann – was?

Medikamente werden dosiert, d.h. sie werden dem Menschen und seinem jeweiligen Krankheitszustand genau angepaßt. Heilnahrung will ebenso gut abgestuft und angepaßt sein. Normalerweise gehört beides in die Hand des darin erfahrenen Arztes. Leider jedoch sind die meisten Ärzte in dieser Art von Diätetik nicht ausgebildet. Ideal ist es, wenn Sie während eines Heilverfahrens in einer ärztlich geleiteten Diätklinik oder einem guten Diätkurheim einmal durch die vielen Möglichkeiten der Ernährungsbehandlung geführt worden sind.

Diätklinik

Gleichzeitig lernen Sie dort, wie man eine Heilkrise überwinden kann. Mit solchen Erfahrungen ausgerüstet ist es ein leichtes, auch zu Hause strenge Diättage zu machen oder die begonnene Ernährungsumstellung fortzuführen. Es muß allerdings zugegeben werden, daß es in Europa nur wenig Häuser dieser Art gibt. Deshalb fangen Sie einfach damit an, sich selbst zu helfen.

Selbsthilfe

Je strenger und radikaler der Ernährungseinschnitt, desto intensiver sind Entlastung, Entgiftung und Heilreiz, desto rascher der Erfolg. „Intensivdiätetik" – Fasten und Rohkost – setzt eine noch vorhandene gute Grundgesundheit und meist auch einige Gewichtsreserven voraus. Sie ist eher für jüngere als für ältere Menschen geeignet.

> Fasten bedarf einer sehr genauen Anweisung und exakten Durchführung.

Sie finden sie bis in alle Details in meinem kleinen Buch: „Wie neugeboren durch Fasten", (Gräfe und Unzer Verlag München). Es wurde eigens für ein Selbstfasten geschrieben und ist in jeder Buchhandlung zu haben.

im Schub, bei Fieber	Je akuter eine Erkrankung, desto strenger muß man sie behandeln. Beim fieberhaften rheumatischen Schub läßt man fasten, solange der Appetit fehlt. Der sich regende Hunger ist das beste Zeichen, daß der Körper jetzt Nahrung verwerten kann. Dann ist eine vorsichtig gestaltete Aufbaukost ratsam; auch sie wird im Fastenbuch geschildert.
im Gichtanfall	Während eines akuten Gichtanfalls sollte man nur Rohkostsalate (s. Seite 25) und Obst essen und viel Tee oder Wasser trinken.
bei chronischer Krankheit langzeitig!	Je langwieriger ein Krankheitsprozeß ist, desto mehr kommt es auf langdauernde Ernährungsumstellung an. Hier kann ein kurzes Fasten der rechte Auftakt sein. Wesentlich ist die mehrwöchige strenge Rohkost (Seite 25) und schließlich eine rohkostreiche Heilnahrung (Seite 41) — für ein viertel, ein halbes oder auch ein ganzes Jahr. Manches schwere Rheuma, manche Gicht sind allein damit schon wesentlich gebessert worden, daß man von Heilung sprechen kann. Frühformen können ausheilen.
anfällig?	Der Rheuma- oder Gicht*anfällige* sollte eine Umstellung von der denaturierten Zivilisationskost auf eine vegetarische Vollwertnahrung vornehmen.
	Nach „Diätsünden" — nach unvermeidlichen Diners, Festen oder Hotelkost — sind einzelne Entlastungstage sehr geeignet: der Obst- oder Reistag, der Kartoffel-, Sauerkraut- oder Rohkosttag. Übergewicht, Bluthochdruck oder Herzüberlastung werden wohltuend reguliert durch wöchentlich ein bis zwei Entlastungstage (s. Seite 37).
im Beruf	Berufsarbeit und Fasten vertragen sich nur unter bestimmten Voraussetzungen (siehe Fastenbuch). Jede körperliche Hetze, jede nervlich-seelische Belastung erschweren ein Fasten. Der Berufstätige mildert die Strenge seiner Entlastungstage oder der Rohkost durch Hinzunahme von Milch, etwas Knäckebrot oder einigen Nüssen. Eine langzeitige Heilkost kann jeder durchführen, selbst wenn er zu den kör-

perlich Schwerarbeitenden gehört. Sie kann sowohl als kalorienarme Reduktionskost (Seite 41 ff) wie auch als kalorienreiche Vollwertkost (Seite 41 ff) genommen werden.

Die Tatsache, daß der Hauptteil der Nahrung unerhitzt bleibt, macht den Heilwert dieser Kost aus.

Grenzen

Die Grenzen strenger Diät – des Fastens, häufiger Entlastungstage oder strenger Rohkost – liegen beim Körpergewicht. Der Untergewichtige ist dicht an der Erschöpfung seiner Reserven; er würde bei kalorienreduzierten Kostformen zuviel an lebenswichtiger Substanz verlieren. Die Grenzen der Rohkost liegen dort, wo sie von einem geschädigten oder nicht mehr voll leistungsfähigen Verdauungsapparat nicht genügend verwertet werden kann oder wo ein lückenhaftes Gebiß nicht mehr imstande ist, Rohkost gründlich zu kauen. Das ist häufig bei alten Menschen der Fall. Hier begnügt man sich mit frischgepreßten Obst- oder Gemüsesäften, Weizenkeimen oder auch Pflanzenpreßsäften als Ergänzung und Aufwertung der täglichen Nahrung.

Bei jeder Kostveränderung kann auch der Gesunde an die Grenzen der Nahrungsverträglichkeit stoßen. Wer nicht gewöhnt war, Rohkost oder Vollkorn zu essen, erlebt häufig in den ersten 1–3 Wochen einen Blähleib, Völlegefühl, Verstopfung oder Durchfall als Zeichen von Umstellungsschwierigkeiten.

Jede Umstellung braucht Geduld.

Gewöhnen Sie deshalb Ihren Körper schrittweise an die andere Nahrung. Denken Sie aber bitte daran, daß die Bekömmlichkeit jeglicher Speisen vom Nahrungsbedarf Ihres Körpers und vom richtigen Essen abhängen. Im übrigen dürfen Sie schlicht darauf vertrauen, daß die Umstellung nicht nur für Ihre Heilung, sondern auch für Ihr späteres Leben eine wesentliche Erfahrung sein wird.

Wenn Sie mit klarer Konsequenz ans Werk gegangen sind und die ersten 3 Wochen überstanden haben, dann ist das scheinbar so Schwere schon Kinderspiel, und weitere 3 Wochen später ist alles bereits zur neuen Gewohnheit geworden, an der man dann ebenso hängt wie an der alten.

Essen will gekonnt sein

- Der Körper braucht *weniger* als wir meinen.
- Je vollwertiger die Kost, desto eher sättigt und befriedigt sie.

Eßkultur
- Langsam essen, gründlich kauen. Das erst schließt die feinen Geschmackswerte der Vollwertkost auf, bereitet die Nahrung für eine gute Verwertung vor und sie bekommt dann auch. „Gut gekaut ist halb verdaut."
- Essen *genießen* statt hinunterschlingen.
- Zeit nehmen! Bewußt und gesammelt essen. Zeitung, Fernsehen oder ablenkendes Gespräch haben jetzt Pause.
- Eßplatz vorbereiten: Schön gedeckt, warm, gemütlich.
- Nie nebenbei oder zwischendurch essen; auch die Verdauungsorgane brauchen Pausen. Wer öfter Hunger hat, ißt lieber 5 oder 6 kleine Mahlzeiten regelmäßig.

Im Umgang mit vollwertiger Heilnahrung werden Sie erfahren:
Wenig mit Freude ist weit *mehr* als Viel in Hast und Gier. Das verlorene Nahrungsmaß, die Sättigungsgrenze und das Gefühl tiefer Befriedigung können bei dieser Gelegenheit wiedergefunden werden.

Jeder Luxuskonsum ist unnötig; wozu auch, wenn er nur schadet?

Nikotin und Alkohol sind während einer Ernährungsbehandlung selbstverständlich verboten; sie haben da keinen Platz. Wenn Sie gesund geworden sind, läßt sich darüber nachdenken, in welchem Rahmen und in welcher Menge Genußmittel ihren Sinn haben.

Trinken Kaffee und Schwarztee können in kleinen Mengen zur Anregung nützlich sein.

Zum Durstlöschen verwenden Sie lieber Wasser, Mineralwasser, Kräutertees oder Korn-Kaffee.
Keine Konzessionen! Weder an die eigenen alten Gewohnheiten noch an anderer Leute Meinung — beide können Ihnen nicht helfen.

Genießen Sie dafür anderes: Gutes Buch, Musik, Theater, Luft, Sonne, Landschaft.

Bestell-Karte

Aus dem Verlag Jungjohann 7107 Neckarsulm bestelle(n) ich (wir)
per Rechnung

_____ **Rheuma und Gicht-
Selbstbehandlung durch Ernährung**
von Dr. med. H. Lützner und H. Million
108 S., kart., mit herausnehmbaren Rezepten
ISBN 3-88 454-851-4

_____   _____
Datum   Unterschrift

Bitte Absender nicht vergessen!

Bestell-Karte

Aus dem Verlag Jungjohann 7107 Neckarsulm bestelle(n) ich (wir)
per Rechnung

_____ **Rheuma und Gicht-
Selbstbehandlung durch Ernährung**
von Dr. med. H. Lützner und H. Million
108 S., kart., mit herausnehmbaren Rezepten
ISBN 3-88 454-851-4

_____   _____
Datum   Unterschrift

Bitte Absender nicht vergessen!

Absender:

Name/Vorname:

Straße

PLZ/Ort

Stempel oder Blockschrift erbeten

An
Buchhandlung

Philipp Brucker KG
Inh. F. Döringer
BUCHHANDLUNG
Rosenbergplatz 3 Tel. 62 22 36
7000 Stuttgart 1

Absender:

Name/Vorname:

Straße

PLZ/Ort

Stempel oder Blockschrift erbeten

An
Buchhandlung

Philipp Brucker KG
Inh. F. Döringer
BUCHHANDLUNG
Rosenbergplatz 3 Tel. 62 22 36
7000 Stuttgart 1

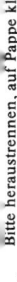

Nahrungsumstellung in zwei Schritten

	von der **Zivilisationskost**	über die **Vollwertnahrung**	zur **Heilnahrung**
Korn	Corn-Flakes Weißbrot/Graubrot Semmel/Brötchen Teigwaren/Weißmehl vorwiegend Weizen	Bircher-Müsli/Haferflocken Vollkornbrot/Knäcke Vollkornsemmel/-brötchen Vollkorn-Teigwaren	Frischkornbrei, gekeimte Körner Backen mit frisch gemahlenem Korn + Hirse-, Grünkern-, Haferspeisen
Blattsalate	als Beilage	Rohkost vor der Haupt- mahlzeit	Rohkostplatte im Mittelpunkt der Hauptmahlzeit
Gemüse	Gemüsesalate gekochte Gemüse Konservengemüse	Gemüserohkost gedämpftes Gemüse – nur gelegentlich, besser Tiefkühlgemüse	Gemüserohkost zur Rohkostplatte gedämpftes Gemüse Frischgemüse aus dem Garten seltener Tiefkühlgemüse/ Eingemachtes
Kartoffel	gekochte Salzkartoffel Püreepulver/Chips	gedämpfte Salzkartoffel, besser Pellkartoffel	Pellkartoffel in der Folie, am besten aus biolog. Anbau
Hülsenfrüchte	gekocht, mit Speck o.ä.	gekocht und gesäuert	langsam gegart, („Kochkiste") gekeimt (z.B. Soja)
Obst	selten Frischobst Konservenobst Kompott	täglich Frischobst Tiefkühlobst gedämpftes Obst	reichlich Frischobst Beerenobst, je nach Jahreszeit Obstsalat
Säfte	gesüßte Säfte	Vorzugssäfte evtl. 1/2 mit Wasser verdünnt	Frischsäfte „Muttersäfte" in der Flasche Obst- oder Gemüse-„Moste" (milchsauer vergoren)

Milch	gekochte Milch/H-Milch Hartkäse, Schmelzkäse, fettreiche Käse (Mix-) Joghurt Schlagsahne, viel, süß saure Sahne, erhitzt	pasteurisierte Milch, ungekocht Frischkäse, Hüttenkäse, Quark, gereifte Käse, fettarm Sauermilch/Joghurt Kefir – wenig, zuckerarm, – roh, sparsam	frische Vorzugsmilch, nie erhitzt, höchstens erwärmt ebenfalls nicht erhitzte Käsesorten Quarkspeisen Harzerkäse Bioghurt/Sanoghurt Kefir – ohne Zucker – zu den Salaten u. Kornspeisen
Fette	Butter zum Braten, Schwenken und Backen Schweineschmalz Schlachtfette von Masttieren	Butter zum Streichen, selten erhitzt Pflanzenmargarine Pflanzenöle zum Braten, Backen und Kochen	etwas Butter, nie erhitzt Nüsse/Nußmilch hochwertige Speiseöle
Eier	Billigeier aus Intensivhaltung, hartgekocht oder gebraten	Landei, frisch, weichgekocht	selten (2 x 1/Woche) oder gar nicht
Fleisch	Schweinefleisch Mastfleisch Wurst/Speck/Leberkäse Panierte Fleischgerichte	Rind/Wild/Geflügel kein Mastfleisch magere Wurstsorten Bündner Fleisch, Tatar	Kein Fleisch Keine Wurst dafür Eiweiß aus: Nüssen, Soja und Hefe
Fisch	Mastfische Panierte, fettreiche	Bach- oder Seefisch gegrillt, gekocht, luftgetrocknet, tiefgefroren	Kein oder wenig Frischfisch (1 – 2 x wöchentlich)

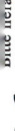

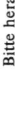

Fortsetzung:

Nahrungsumstellung in zwei Schritten

	von der **Zivilisationskost**	über die **Vollwertnahrung**	zur **Heilnahrung**
Süßspeisen	Marmelade/Konfitüre	wenig, sparsam gezuckert Fruchtmus	Trockenfrüchte, eingeweicht
	Importhonig Puddings	Imkerhonig Vollkornpuddings	Qualitäts-Honig sparsam Fruchtspeisen/ -grützen
Süßwaren	Kuchen/Gebäck Zucker/Schokolade Zuckerwaren, Bonbons, Pralinen	Vollkornkuchen/-gebäck nur zum „Würzen" sehr sparsam und selten	Gebäck aus frisch gemahlenem Korn Keine Schoko- oder Süßwaren Süße Früchte, Trockenfrüchte
	Eis	nur gelegentlich Honig, Birnen- und Apfeldicksaft	Obstsalat mit Sahne wenig Honig und Dicksaft
Getränke	Bier, Wein u. Spirituosen	wenig und selten Bier, Wein und Most	Keine alkoholischen Getränke Mineralwasser
	Kaffee und Schwarztee Limonade/Coca Cola	– nur als Anregungsmittel – selten; 1/2 mit Wasser verdünnt	Kräutertees, Korn-Kaffee weder, noch

REZEPTTEIL I   ROHKOST

Jeder Koch- und Backprozeß verändert die Nahrung. Viele Lebensstoffe gehen leider dabei zugrunde. Eine gekochte Pflanze enthält weit weniger Vitamine als eine rohe und fast keine aktiven Fermente mehr. Rohe Pflanzenkost ist deshalb „lebendiger" und wirksamer als gekochte. Sie nährt nicht nur, sondern sie heilt. Auch Honig und Milch verlieren zum Teil ihren Wert, wenn sie erhitzt werden. Rohkostkuren sind berühmt geworden.

TAGESPLAN
für die Rohkostkur oder für Rohkosttage (Entlastungstage)

Früh: Birchermüsli / Frischkorn

Vormittags: Buttermilch, Dickmilch oder Bioghurt/Sanoghurt

Mittags: große Rohkostplatte; Milchmixgetränk, Fruchtjoghurt, Nußmilch oder Fruchtquark

Nachmittags: 1 Stück Obst mit 10 Haselnüssen bzw. 10 gr. anderen Nüssen.

Abends: große Rohkostplatte oder Obstsalat. Bei Bedarf später Früchte oder Beerenobst.

GRUNDREGEL für die Herstellung einer Rohkostplatte. Sie sollte nach Möglichkeit alle wichtigen Pflanzenteile enthalten:

Blattsalat — Wurzel/Knollengemüse — Stengel- und Kohlgemüse — Gemüsefrüchte; über und unter der Erde wachsende Teile mischen.

Wer weniger die Vielfalt einer Rohkostplatte als die Einfachheit eines einzelnen Rohanteils liebt, vergrößert entsprechend die Einzelmenge, wechselt aber von Mahlzeit zu Mahlzeit die Art des Rohgemüses.

Zu jedem Rohsalat gehört idealerweise eine bestimmte Salatsoße und einige Zutaten (Seite 31). Welche Soßen zu welchen Gemüsen am besten passen, finden Sie auf Seite 27. Trotzdem bleibt Ihrem persönlichen Geschmack überlassen, welche Kombinationen Sie lieben.

Wer es sich ganz einfach machen will, kommt auch mit zwei Salatsoßen für alle Rohkosten aus. Wer Freude daran hat, Salate und Gemüse ganz unangemacht zu genießen, sollte das tun.

Wichtig sind allein wenige Regeln für Rohkost:

— Frisch bereitet und frisch auf den Tisch.

— Kaum Salz — aber gut gewürzt.

— Sehr gut kauen! Rohkostmahlzeiten brauchen erfahrungsgemäß die doppelte Zeit.

— Trinken: außerhalb der Mahlzeit.

— Bei schlechtem Gebiß und empfindlichem Magen-Darm: Rohkost klein schneiden oder fein zerhacken.

— Auch mit Rohsäften gelingt ein Einstieg in die Rohkostbehandlung.

ROHKOSTREZEPTE

SALATE	Soße Nr.	GEWÜRZE/ KRÄUTER	ZUSÄTZE
Blattsalate:			
Kopfsalat	1	Schnittlauch, Petersilie, Kerbel	
Eissalat	1	Knoblauch	
Feldsalat	1	Kerbel	
Endivien Radicchio	1	Kresse	
Chicoree	5	gerieb. Meerrettich	
Wurzel- und Knollengemüse:			
Rettich	1 od. 2	Schnittlauch, Zwiebel	
Karotten	3		gerieb. Äpfel, Friate
Rote Beete	2 od. 3	gerieb. Meerrettich	gerieb. Äpfel, Orangensaft, Friate
Sellerie	3	Zitrone	gerieb. Äpfel, gehackte Nüsse
Schwarzwurzeln	4		Kokosflocken
Spargel	5		
Fenchel	3	Estragon, Meerrettich	Äpfelwürfel, Honig, gehackte Nüsse

SALATE	Soße Nr.	GEWÜRZE/ KRÄUTER	ZUSÄTZE
Stengel- und Kohlgemüse:			
Blumenkohl	3	Majoran, Basilikum	Friate
Kohlrabi	2 od. 3	Curry	Banane geschlagen
Rotkraut	1	Prise Zimt	grieb. Äpfel, Honig
Weißkraut	1	Kümmel, Pfeffer	grieb. Äpfel, Orangen- oder Ananaswürfel
Sauerkraut	1		
Englischer Sellerie	3	Estragon	Apfelwürfel, Orangensaft
Rosenkohl	1	Liebstöckel, Bohnenkraut, Thymian, Kümmel	
Gemüse – Früchte:			
Zuchetti	1 od. 2	Dill, Basilikum, Knoblauch, Oregano	
Tomaten	1	Schnittlauch, Salatgewürz	
Champignons	5		
Gurken	3	Senf, Dill	
Paprika	1	Pfeffer	

SALATSOSSEN
Für 1 Person

Nr. 1 Essig-Ölsoße:

1	EL	Sonnenblumenöl oder Distelöl	*Zubereitung:*
1	TL	Obstessig oder Zitronensaft	Alle Zutaten
1	TL	Zwiebelwürfel	zusammenmischen
1	Pr.	Knoblauch	
1/2	TL	Senf	
1	Pr.	Salz	
		Honig oder Friate nach Geschmack	
1	TL	frische/tiefgekühlte Kräuter oder	
		Salatgewürz nach Geschmack	

Nr. 2 Joghurt-Kräutersoße:

2	EL	Joghurt oder Saure Sahne oder	*Zubereitung:*
		Dickmilch	Alle Zutaten
1	TL	Sonnenblumenöl	zusammenmischen
1	TL	Zitronensaft	
1	TL	Zwiebelwürfel	
1	Pr.	Knoblauch	
1	TL	frische oder tiefgekühlte Kräuter	
1	Pr.	Salz	

Nr. 3 Kräuterrahmsoße:

2	EL	Süßer Rahm	*Zubereitung:*
1	TL	Saure Sahne	Alle Zutaten
1	TL	Zitronensaft oder Obstessig	zusammenmischen
1	TL	frische/tiefgekühlte Kräutermischung	
1	Pr.	Salz	
1	Pr.	Pfeffer	
		Friate	

Nr. 4 Nuß-Rahm-Soße:

2	EL	Saure Sahne oder Dickmilch	*Zubereitung:*
1	TL	Zitronensaft	Alle Zutaten
1	EL	Nußmus oder gerieb. Nüsse	zusammenmischen
1	Pr.	Kräutersalz	

Nr. 5 Cocktail-Soße:

1	EL	Zwiebelwürfel	*Zubereitung:*
1	EL	Obstessig	Zwiebelwürfel in Öl
3	EL	Rotwein	andünsten, mit Rot-
1	TL	Öl	wein ablöschen, To-
3	EL	Saure Sahne	matenmark zugeben
1	TL	Tomatenmark oder Ketchup	und zur Hälfte ein-
1	Pr.	Pfeffer	kochen, auskühlen
		Essig nach Geschmack	lassen, Saure Sahne
1	Pr.	Salatgewürz	zugeben. Mit Essig
			und Pfeffer und
			Salatgewürzen ab-
			schmecken.

ROHKOSTPLATTEN

So kombinieren Sie am besten:

Kopfsalat	Karotten	Stangensellerie
Endivien	Rettich	Zuchetti
Ackersalat	Sellerie	Sauerkraut
Eissalat	Gurke	Tomate
Chinakohl	Randen (Rote Beete)	Sauerkraut
Radicchio	Gurke	Tomate
Spinat	Blumenkohl	Aubergine
Löwenzahn	Rotkraut	Blumenkohl
Kresse	Spargel	Chicoree
Kopfsalat	Rote Beete	Fenchel
Kopfsalat	Rettich	Wirsing
Kopfsalat	Schwarzwurzeln	Kresse
Eissalat	Paprika	Rosenkohl
Kopfsalat	Kohlrabi	Gurken
Endiviensalat	Karotten	Champignon
Ackersalat	Radicchio	Paprika
Ackersalat	Tomaten	Weißkraut
Kopfsalat	Sellerie	Tomate
Kopfsalat	Rote Beete	Rosenkohl
Kopfsalat	Fenchel	Tomate
Kopfsalat	Karotte	Paprika
Kopfsalat	Gurken	Kresse
Eissalat	Radieschen	Tomaten
Eissalat	Rettich	Tomaten
Chinakohl	Blumenkohl	Spinat
Radicchio	Schwarzwurzeln	Kresse
Löwenzahn	Schwarzwurzeln	Rotkraut
Kopfsalat	Rettich	Kresse

Getreidesalate aus gekeimtem Weizen, Roggen, Hafer, Soja, Gerste, reichern den Speiseplan vorteilhaft an. Das Auskeimen erfolgt am einfachsten im Keimapparat (Biosnacky). Anweisung beachten.

Entlastungstage

Schon jetzt planen! In Ihren Kalender eintragen: z.B. jeden Montag oder jeden Freitag — vielleicht sogar an 2 Tagen in der Woche. Wählen Sie das was Ihnen schmeckt und was Sie wirklich durchführen können.

1. Reistag

Morgens 1 Apfel oder 1 Grapefruit
für mittag und abends 100 g Reis, am besten Naturreis,
in 200 g Wasser ohne Salz dünsten.
Mittags die Hälfte davon mit 2 gedünsteten Tomaten, gewürzt mit Kräutern.
Abends die zweite Hälfte als Reis-Obst-Salat oder mit Apfelmus (ohne Zucker).

2. Obsttag

3 Pfund Obst verschiedener Art, auf 3 Mahlzeiten verteilen. Gut kauen!

3. Rohkosttag

Morgens Obst, Obstsalat oder kleines Birchermüsli mit hohem Obstanteil. Mittags Rohkostplatte (+ 1 Schalenkartoffel): Blattsalate, geraspelte Wurzelgemüse, Sauerkraut — mit Öl, Zitrone und Gewürzen, nicht Mayonnaise. Abends kleine Rohkostplatte mit einigen Nüssen und Rosinen. Gut kauen!

4. Safttag

1 Ltr. Obst- oder Gemüsesaft, mit 1/2 Ltr. Wasser oder Mineralwasser vermischen, auf 5 Mahlzeiten aufteilen.

5. Milchtag

1 Ltr. Milch oder 1 Ltr. Buttermilch.
Evtl. „würzen" mit Fruchtsaft — in 5 Portionen aufteilen.
Andere Form: 5mal Joghurt oder Dickmilch (mit Sanddorn ungesüßt).

6. Kartoffeltag

Morgens 1 Stück Obst.

Mittags 300 g Kartoffeln in der Schale, gewürzt mit Kümmel und Majoran, ohne Salz, mit 2 Tomaten, 1 Gurke oder Blattsalat. Evtl. 50 g Hüttenkäse.
Abends 300 g Backkartoffeln (ohne Fett)
mit 2 frischen Tomaten, geschnitten mit Zwiebeln. Evtl. 50 g Magerquark.

7. Sauerkrauttag

1 kg Sauerkraut ohne Salz (Reformhaus), in 3 Portionen geteilt, angemacht mit etwas Öl und Zwiebeln oder Wacholderbeeren.

Getränke

für alle Entlastungstage: Kräutertee, Caro-Kaffee, Mineralwasser.

REZEPTTEIL II   HEILNAHRUNG

Auf den folgenden Seiten finden Sie sieben Frühstücksideen. Sie werden in der 2. Woche nach Geschmack und Belieben variiert.

Die Tagespläne für Mittag und Abend finden Sie auf den Seiten 49 und 53.

Sie sind ebenfalls nur Vorschläge. Jedes Gericht kann gegen ein anderes ausgetauscht werden. Wichtig ist nur, daß folgende Grundregel stimmt:

Rohkostplatte — warme oder kalte Beilage — Nachtisch

1200 Kcal. bei Übergewicht

Der Kaloriengehalt beträgt *1200 kcal. = 5000 Joule pro Tag.*

Dies entspricht einer Reduktionskost für *Übergewichtige*. Auch wer nur wenige Kilogramm Übergewicht hat, sollte diese kalorienreduzierte Heilnahrung bevorzugen. Sie wissen ja inzwischen: Entschlackung und Entgiftung erreichen wir nur durch Abbau von überflüssiger Körpersubstanz.

Bei Untergewicht mehr

Alle *Normal-* oder *Untergewichtigen* bessern die vorgeschlagene Heilnahrung kalorisch durch folgende *Zusätze* auf:

> Butter oder Pflanzenmargarine zum Frühstück.
> Etwas mehr Brot und Brotaufstrich.
> Die Warmspeise mittags oder abends erweitern.
> Zur Rohkost etwas mehr Öl oder Sahne.
> Mit Weizenkeimen überstreuen (2xl EL täglich)

Es ist nicht wichtig, ob Sie damit 2000 oder 2500 Kalorien erreichen. Entscheidend ist, daß Sie damit satt werden, die Nahrungsmenge ohne nachfolgendes Völlegefühl verdauen und Ihr Gewicht halten.

Die Rezepte sind so zusammengestellt, daß Sie täglich die wichtigsten Nahrungsbestandteile in genügender Menge erhalten:

Kohlenhydrate ca. 150 gr.
Fett   ca. 40 gr.
Eiweiß   ca. 50 gr.

Dies wurde für die 1200 Kalorienkost berechnet; die Mengen erhöhen sich entsprechend den Zusätzen.

Eiweiß

Mit Eiweißzulagen sollten Sie eher zurückhaltend sein. Lassen Sie sich durch die derzeitige Modeansicht „viel Eiweiß" nicht beirren. Eiweißmast führt ebenso zu Krankheiten wie Fett- oder Kohlenhydratmast. Für unsere Heilnahrung gilt:

Wenig Eiweiß, dafür hochwertiges.

Die Nahrungsmengen sind etwa gleichmäßig über den Tag verteilt. Verändern Sie das Schema nach Ihrem Bedarf. Wer morgens keinen Appetit hat, sollte das Frühstück weglassen oder erst um 10 Uhr zu sich nehmen.

Wer es schwer hat, eine Abendmahlzeit richtig zu verdauen, sollte sie betont sparsam gestalten; vielleicht braucht er etwas mehr zum Frühstück oder Mittagessen. Vielleicht aber kommt der Appetit zu einer Zeit, in der er keine Gelegenheit zu einer ruhigen Mahlzeit hat; dann sollte er zu einer Zwischenmahlzeit greifen.

Gehorchen Sie den Signalen Ihres Körpers und gestalten Sie Ihre Nahrungsaufnahme nach Zeit und Menge selbst.

Rohkost

Rohkost steht mit einer farbenfreudigen Rohkostplatte im Mittelpunkt unserer Speisepläne. Die Warmgerichte dienen als Beikost. Es ist also genau umgekehrt wie Sie es vielleicht gewöhnt sind.

Wer sich nicht die Mühe machen möchte, eine bunte Rohkostpalette aus drei bis fünf Salaten herzustellen, beschränkt sich auf einen oder zwei Rohkostanteile und wechselt bei jeder Mahlzeit ab. Zum Beispiel: mittags

Kopfsalat, abends Karotten, am nächsten Tag Tomaten oder Gurken im Wechsel mit einer Krautrohkost. Natürlich dürfen Sie wählen, was Ihnen schmeckt; bleiben Sie aber vielseitig (siehe Rohkostgrundregel Seite 20).

Es kommt vor, daß Obst am Abend oder nach einer Mahlzeit nicht vertragen wird; dann verwenden Sie es als Zwischenmahlzeit oder als Rohkostvorspeise.

Bei Verstopfung:

— täglich 2–4 Eßlöffel Leinsamen geschrotet oder Weizenkleie und viel Flüssigkeit dazu.
— Eingeweichte Backpflaumen oder Feigen
— Frühmorgens nüchtern 1/2 Glas Sauerkrautsaft und 1/2 Glas Wasser, kalt oder heiß.
— Täglich Einlauf (siehe Fastenbuch) ist unschädlicher als jedes Abführmittel.

Von der Auswahl und Vorbereitung wirksamer Nahrung

Der Schritt zur Heilnahrung ist gleichbedeutend mit einer kleinen Revolution in der Küche und bei den Einkaufsgewohnheiten. Lebendige Nahrung zu erhalten und zu pflegen bedarf eines Wissens, das dem Menschen im Zeitalter der Fertig- und Schnellgerichte verlorengegangen ist; es kann in diesem Büchlein nicht annähernd vermittelt werden. Sie werden zu ergänzenden Büchern greifen müssen.

Hier nur das Wichtigste:

1. Getreide:

Das unverletzte Getreidekorn ist die beste und natürlichste Verpackung von Leben: auch nach Jahren ist es keimfähig und bildet eine neue Pflanze. Wir verwenden es
— als ganzes Korn — in Wasser vorgequollen und schonend erhitzt zu Getreidespeisen.

- grob geschrotet und eingeweicht zu Müsli und Beilagen
- feingemahlen zu Vollmehl, das unmittelbar nach dem Mahlen zum Kochen oder Backen verwendet wird.

Alle Getreide — Weizen, Hafer, Gerste, Vollreis, Hirse und Buchweizen — werden, wie seit Jahrtausenden üblich, aus der beständigen Lagerform unmittelbar und auf kürzestem Wege zur optimalen menschlichen Nahrung bereitet. Da das aufgebrochene Korn innerhalb weniger Stunden wichtige Duft- und Geschmacksstoffe verliert, sollten Sie stets nur die benötigte Menge schroten oder mahlen.

Die Konsequenz:

Eine **Getreidemühle** anschaffen und Korn einkaufen (R+M)

Alle vorgefertigten und verpackten Vollkornprodukte wie Hafer- oder Kollathflocken, Vollkornbrot oder -gebäck und Vollkornmehl sind weit besser als alle hochraffinierten Weißmehlprodukte und gehören zur Vollwerternährung des gesunden Menschen, dienen jedoch nicht in der gleichen Weise einer Heilnahrung wie das frischbereitete volle Korn. Denn:

Alles, was keimfähig ist, ist auch lebendig

Vorgekeimte Weizenkörner, Soja-, Senf- und Kressesamen sollten deshalb nicht fehlen. Sie ergänzen im Sommer und Winter in idealer Weise Müslis und Salate.

Zubereitung: in tiefem Teller eine Schicht Körner eben mit Wasser überstehen lassen, täglich das Wasser wechseln, verwenden, sobald der Keimling 1–3 mm lang ist. Praktisch ist ein Keimapparat (z.B. Biosnacky).

2. Salate und Getreide:

sollten frisch und ungespritzt sein, möglichst aus biologischem Anbau. Nutzen Sie die Angebote des Wochenmarktes, halten Sie Kontakt mit einem guten Grünwarenhändler, einem Gärtner oder einem Bauern; ideal ist natürlich der eigene Garten oder der des Nachbarn, der vielleicht mehr erntet als er verwenden kann.

Frischwaren gibt es kaum in Supermärkten oder in Form von Importgemü-
se. Konsequenz: nutzen Sie das, was im Augenblick im eigenen Lande
wächst.

Salate werden nur roh verzehrt, ebenso die meisten Gemüse. Mit frischen
Kräutern und in erfahrener Zusammenstellung werden Sie ganz neue
Geschmacksnuancen entdecken.

Tip: Pulvergewürz in der Salatsauce auflösen; frische Kräuter unter den
fertigen Salat heben.

Gemüse nie kochen, besser schonend dünsten oder langsam quellen lassen
(hierfür gibt es vielerlei Techniken und Anregungen; siehe Bücher).

Tip: Hülsenfrüchte und Getreide nach kurzem Aufwallen in die „Kochkiste" und 3—4 Std. ziehen lassen: langsam garen.

Statt Kochkiste kann man den Topf in Zeitungspapier packen und in eine
Wolldecke einhüllen.

3. Obst:

muß besonders sorgfältig in Hinblick auf biologische Erzeugung ausgewählt
werden. „Schöne" Früchte erregen den Verdacht, oft gespritzt worden zu
sein; eine etwas fleckige Oberfläche erweckt eher Vertrauen.

Riechen und schmecken Sie, was Sie einkaufen. Fragen Sie nach der Her-
kunft. Kaufen Sie nur soviel, wie Sie in den nächsten 2—3 Tagen benötigen.

4. Milchprodukte:

Je öfter die Milch bearbeitet und erhitzt worden ist, desto mehr verliert sie
an „Lebendigkeit". Der Denaturierungsgrad der Milch ist sehr verschieden.

Wer übergewichtig ist, muß außerdem auf den Fettgehalt achten. Bevorzugen Sie Vorzugsmilch, Frischmilch von Bauern aus TBC-freiem Stall, ge-
säuerte Milchsorten: wie Buttermilch, Sauermilch, Bioghurt und Sanoghurt.
Vermeiden Sie jedes nochmalige Erhitzen im Haushalt. Quark und Frischkäse enthalten noch nahezu unverändertes Milcheinweiß, während erhitz-

ter Hartkäse (Käsetoast) den höchsten Denaturierungsgrad des Eiweißes aufweist. Er ist schwer verdaulich, belastet den Organismus und hat keinerlei Heilwert.

5. Würzen und Salzen:

Salzen wird nahezu überflüssig, wenn Sie frische oder tiefgekühlte Kräuter, Trockenkräuter, Hefeflocken und Sojawürze verwenden. Statt Kochsalz nehmen Sie Vollmeersalz, weil es Spurenelemente enthält.

Seien Sie zurückhaltend mit scharfen Gewürzen wie Pfeffer, Curry, Paprika u.s.w.

6. Fette:

Je weiter und raffinierter der Weg vom Ausgangsprodukt zum Speisefett ist, desto höher ist auch hier der Denaturierungsgrad. Die natürlichsten und damit wirksamsten Fette sind Butter und Pflanzenöl. Beide sollten nach Möglichkeit nicht erhitzt werden.

Kaltgeschlagene Öle sind deshalb auch besser als heißgepreßte. Bei den Pflanzenmargarinen gibt es recht wertvolle Produkte; lassen Sie sich beraten.

7. Eiweißbedarf:

Er wird bei unserer Heilnahrung vollständig gedeckt aus Getreide, Rohkost, Milchprodukten, Ei, Soja, Hefe und Nüssen. Sie enthalten alle Aminosäuren, die der Mensch braucht. Wehren Sie sich entschieden gegen die Meinung, der Eiweißbedarf des Menschen könne nur mit Hilfe von Fleisch und Fisch vollständig gedeckt werden.

8. Einkaufsquelle:

Falls Sie Ihre Vorratskammer durch bisher ungewohnte Dinge ergänzen müssen, finden Sie Hinweise auf die **Einkaufsquelle** in Form von folgenden Großbuchstaben:

R = Reformhaus
D = Drogerie oder Diätabteilung von Kaufhäusern
M = Mühle

So bekommen Sie z.B. folgende lagerfähige Lebensmittel:

Getreide:		**Sonstiges:**	
Weizen	RM	Sojamehl	R
Roggen	RM	Sonnenblumenöl	RD
Hafer	RM	Sanddorn, honiggesüßt	R
Gerste	RM	Gemüsebrühe (Würfel)	R
Naturreis	RMD	Hefeflocken	RD
Hirse	RM	Tartex (Hefeprodukt)	R
Kruskamischung	RM	Pflanzliche Pastete	R
Sesam	RM	Trockenfrüchte	RD
Leinsamen	RMD	Friate	R
Grünkern	RMD		
Weizenkeime	RMD		

Bitte heraustrennen, auf Pappe kleben und in Ihrer Küche aufstellen – oder hängen.

Hängen Sie diesen Plan in Ihrer Küche auf !

HEILNAHRUNG 1. Woche

Montag	Dienstag	Mittwoch	Donnerstag
Müsli 1 mit Schrot	Müsli 2 mit Haferflocken	Müsli 3 mit Leinsamen	Müsli 4 mit Hirse
Kräuterquark	Brotaufstrich hausgemacht	Veget. Pastete	Bressotquark-creme
Tomate		Gurkenscheib.	
Knäckebrot	Vollkorn-brötchen	Knäckebrot	Vollkorn-brötchen
Rohkostplatte	Rohkostplatte	Rohkostplatte	Rohkostplatte
Haferbratlinge	5-Kornbratlinge	Kartoffel-reibekuchen	Roggengrütze
Bioghurt mit frischen Früchten	Quarkbeigabe 1/2 Pampel-muse	Joghurt mit Himbeeren	Grapefruit-cocktail
Rohkostplatte	Rohkostplatte	Rohkostplatte	Rohkostplatte
Frischkäse mit Magerquark	Mainzer-Zwischenmusik	Roquefort-quarkcreme	Gervaisquark „pikant"
Vollkornbrot Knäckebrot	Aufstrichfett Vollkornbrot Knäckebrot	Vollkornbrot	Vollkornbrot hausgemacht

Obst — Obstsalat — Fruchtsaft
als Zwischen- oder Spätmahlzeit nach Geschmack.

Hängen Sie diesen Plan in Ihrer Küche auf !

Freitag	Samstag	Sonntag
Müsli 5 mit Weizenkeimen	Müsli 6 mit Weizenschrot	Müsli 7 warm Schrotbrei
Hüttenkäse	Angemacht. Camenbert	Gervaisquark mit Paprika
Tomate		
Knäckebrot	Vollkornbrötchen	Knäckebrot
Rohkostplatte	Rohkostplatte	Rohkostplatte
Bircherkartoffeln	Hirsepfanne	Quarkklößchen
Kräuterquark	Fruchtquarkspeise	Tomatensoße
Orangensalat		Dickmilch mit Melone
Rohkostplatte	Rohkostplatte	Rohkostplatte
Hirseklößchen Zwiebelsoße	Frischkäse Senfaufstrich	Pellkartoffeln mit grüner Soße
Frischkäse dessert	Vollkornbrot	
	Knäckebrot	

HEILNAHRUNG 2. Woche

Montag	Dienstag	Mittwoch	Donnerstag

Frühstück wie in der ersten Woche, nach Geschmack verändert.

Rohkostplatte	Rohkostplatte	Rohkostplatte	Rohkostplatte
Vollkorn-spätzle	Quark-Kartof-felauflauf	Getreide-pudding	Vollkorn-pfannkuchen mit Erdbeeren
Brombeer-quark	Obstsalat	Sanddorn-joghurt	Quark

Rohkostplatte	Rohkostplatte	Rohkostplatte	Rohkostplatte
Gefüllte Tomate mit Hüttenkäse	Grünkern-bratlinge	Paprika-quark	Griechischer Hirtenkäse
Vollkornbrot		Aufstrich	Butter
		Vollkornbrot	Vollkornbrot Knäckebrot

Obst – Obstsalat – Fruchtsaft
als Zwischen- oder Spätmahlzeit nach Geschmack.

Freitag	Samstag	Sonntag
Rohkostplatte	Rohkostplatte	Rohkostplatte
Gerstenschnitte	Risotto mit Tomatensoße	Kartoffelbratling
Dickmilch mit Früchten	Apfelquark	Milchreis mit Früchten
Rohkostplatte	Rohkostplatte	Rohkostplatte
Kartoffel- gratin	Gefüllte Gurke mit Tartex	Bressotquarkcreme
Kräuterquark- soße	Vollkornbrot	Vollkornbrot

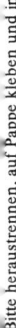

FRÜHSTÜCKSPLAN

1. TAG

Müsli 1
Kräuterquark
2 Knäckebrot

Kräuterquark:

5   EL Magerquark
2–3 EL Milch
1   EL Kräuter, frisch, tief-
    gekühlt, getrocknet
1   EL Hefeflocken

Zubereitung:
Magerquark mit Milch glattrühren, mit Kräutern und Hefeflocken abschmecken.

2. TAG

Müsli 2
1 Vollkorn-
brötchen
Brotaufstrich
hausgemacht

Brotaufstrich:

5   EL geriebenen Schafskäse
1   EL geriebene Nüsse
5   EL Magerquark
1–2 EL Weißwein

Gewürze: Dill, Kerbel, Zitronensaft, Basilikum, Estragon

Zubereitung:
Alle Zutaten miteinander vermischen. Mit den Gewürzen abschmecken. Auf 4 Portionen
aufteilen. Hält sich im Kühl-
schrank 4–5 Tage.

3. TAG

Müsli 3
2 Sesamknäckebrot
25 Gr. Tartex
1 Tomate

Tartex:

ist fertig abgepackt im Feinkost-
geschäft oder Reformhaus zu
kaufen.

4. TAG

Müsli 4
1 Vollkorn-
brötchen
Bressotcreme

Bressotcreme:
1 EL Bressot
3 EL Magerquark

Zubereitung:
Bressot und Magerquark vermischen.

5. TAG

Müsli 5
Hüttenkäse
1 Tomate
2 Knäckebrot

Hüttenkäse:
1/2 Becher Hüttenkäse

Zubereitung:
Hüttenkäse mit frischen Kräutern, Zwiebelwürfeln und Hefeflocken abschmecken.

6. TAG

Müsli 6
1 Vollkorn-
brötchen
Camembert ange-
macht

Camembert:
1/4 Camembert
1 TL Zwiebel
1 TL Kräuter
2 TL Quark, evtl. Milch

Zubereitung:
Camembert mit der Gabel zer-
drücken, unter den angerührten
Quark mischen, Kräuter darunter geben.

7. TAG

Weizenschrotbrei 7
Gervaisquark
2 Knäckebrot

Gervaisquark:
2 EL Gervais
3 EL Quark
2 EL Milch
1 EL Zwiebelwürfel
1 TL Kräuter, frisch

Zubereitung:
Gervais mit allen Zutaten verrühren.

MÜSLI REZEPTE

Kombinieren Sie Ihr Müsli selbst nach folgendem Grundmuster:

Milchanteil, Würzanteil, Obstanteil, Getreideanteil

Bitte beachten Sie:
das geschrotete Getreide muß über Nacht eingeweicht werden.

Wir haben für Sie folgende sieben Vorschläge zusammengestellt. Darunter finden Sie auch einen warmen Vollkornbrei.

Zubereitung:
Sie bleibt bei allen Vorschlägen die gleiche:
Würzanteil mit Milchanteil vermischen, Obstanteil dazu reiben oder schneiden. Getreideanteil unterheben, mit Früchten garnieren.

1   1/2   Becher Bioghurt
      1   TL   Zitronensaft
      1   TL   Sanddorn honiggesüßt oder Friate
      1   kleiner Apfel oder Früchte der Jahreszeit
      2   EL   Weizenschrot, über Nacht eingeweicht in wenig Wasser

2   7   EL   Dickmilch
      1   TL   Zitronensaft
      1   TL   Sanddorn honiggesüßt oder Friate
      1   EL   Haferschrot, über Nacht eingeweicht
      1   kleiner Apfel
      1   TL   gerieb. Nüsse zum Bestreuen

3   7   EL   Kefir
      1   TL   Zitronensaft
      1   TL   Sanddorn honiggesüßt oder Friate
      1   EL   Roggenschrot, über Nacht eingeweicht
      1   EL   Leinsamen
      1   kleiner Apfel
      1   TL   geröstete Erdnüsse ohne Salz

4 1/2   Becher Bioghurt
     1   TL   Zitronensaft
     1   TL   Sanddorn honiggesüßt oder Friate
     1   EL   Kruskamischung grobgeschrotet, über Nacht eingeweicht
     1   TL   Rosinen
     1   kleiner Apfel

5 7   EL   Saure Sahne
     1   TL   Sanddorn honiggesüßt
     2   EL   frisch gekeimte Weizenkeimlinge (Biosnacky)
     1   kleiner Apfel
     1   EL   gerieb. Nüsse

6 7   EL   Buttermilch
     1   EL   Orangensaft
             abgeriebene Zitronenschale
     2   EL   Schrot (Weizen, Roggen), über Nacht eingeweicht
     1   EL   Trockenfrüchte, über Nacht eingeweicht
     1   kleiner Apfel

7   **Weizenschrotbrei:**
     3   EL   Hafer- oder Weizenschrot, eingeweicht über Nacht
             in 200 ccm Wasser
     1–2 EL Milch oder Sahne
     1   kleiner Apfel
     1   TL   Honig

Zubereitung:

Schrot mit Wasser zum Kochen bringen und ausquellen lassen. Mit Milch, Honig und Obst anreichern.

Variation:

Der Brei kann auch mit Salz und Speisewürze oder Hefeflocken abgeschmeckt werden.

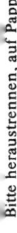

ERSTE WOCHE
1. TAG

MITTAGESSEN:

Rohkost Nr. 1	**Haferbratlinge:**			*Zubereitung:*
Haferbratlinge	2-3	EL	Haferflocken	Alle Zutaten zusammenmischen,
Bioghurt mit	1-2	EL	Milch/Mineralwasser	Eiweiß aufschlagen und unter
frischen Früchten	1	EL	Zwiebelwürfel,	die Masse heben. In Teflon-
			angedünstet	pfanne kleine Bratlinge backen.
	1		Eigelb	
	1		Eiweiß	
	1	TL	Öl	

Gewürze: Koriander, Fenchel, Petersilie, Schnittlauch, Hefeflocken, Speisewürze, Salz.

	Bioghurt:			*Zubereitung:*
	1		Becher Bioghurt	Joghurt mit Sanddorn mischen
	1	TL	Sanddorn gesüßt	und glattrühren, mit den Früch-
	2	EL	frische Früchte nach	ten garnieren.
			Jahreszeit	

ABENDESSEN:

Rohkost Nr. 2	**Frischkäse:**			*Zubereitung:*
Frischkäse mit	1/2		Gervais	Gervais mit Magerquark und
Magerquark	5	EL	Magerquark	Milch verrühren, Kräuter beimi-
1 Vollkornbrot	2-3	EL	Milch/Mineralwasser	schen, mit Tomaten- und Zwie-
1 Knäckebrot	1	EL	Kräuter/Tomaten-	belwürfel garnieren.
			würfel/Zwiebel-	
			würfel	

Als Zwischen- oder Spätmahlzeit ca. 150 Gr. Obst nach Geschmack.

ERSTE WOCHE
2. TAG

MITTAGESSEN:

Rohkost Nr. 3
Fünfkornbratlinge
Quarkbeigabe
Grapefruit

Fünfkornbratlinge:
4 EL grobes Fünfkornschrot
1 TA Gemüsebrühe
1 EL Zwiebelwürfel
     gedünstet
1   Ei
2 TL Öl
Gewürze: Rosmarin, Petersilie, Pfeffer, Salz, Muskat, Hefeflocken

Zubereitung:
Fünfkornschrot in Gemüsebrühe ca. 10–15 Min. kochen. Dann zugedeckt ausquellen lassen. Nach dem Auskühlen alle Zutaten und Gewürze unter den Schrotbrei mischen. In der Teflonpfanne mit wenig Öl, Bratlinge backen.
PS: sollte die Masse zu weich sein, mit Kleie oder Hirseflocken nachbinden.

Quarkbeigabe:
5 EL Magerquark

mit Kräutern abschmecken

1/2 Grapefruit:
1 TL Sanddorn gesüßt

Zubereitung:
Grapefruit halbieren, Fruchtfleisch auslösen und mit 1 TL Sanddorn honiggesüßt übergießen. Die andere Hälfte für den Abend kaltstellen.

ABENDESSEN:

Rohkost Nr. 4
Mainzer Handkäse
1 Vollkornbrot
1 Knäckebrot

Handkäse:
50 Gr. Handkäse,
     ca. 2 Scheiben
     Marinade aus:
1 EL Zwiebelwürfel
1 TL Essig
1 TL Öl
Gewürze: Kümmel, Petersilie

Zubereitung:
Handkäse in Scheiben schneiden Auf Salatblatt anrichten, mit der Marinade übergießen. Mit Kümmel und Petersilie überüberstreuen.

Als Zwischen- oder Spätmahlzeit ca. 150 Gr. Obst nach Geschmack.

ERSTE WOCHE
3. TAG

MITTAGESSEN:

| Rohkost Nr. 5 | **Kartoffelreibekuchen:** | *Zubereitung:* |

Rohkost Nr. 5
Kartoffelplätzchen
Bioghurt mit Him-
beeren und Weizen-
keimen

Kartoffelreibekuchen:
2   Kartoffeln ca. 120 gr.
      geschält
1   kleine Karotte
1   Stückchen Sellerie
1 EL Zwiebelwürfel
Gewürze: Hefeflocken, Muskat, Majoran, Salz, eventuell
gekörnte Gemüsebrühe

Zubereitung:
Kartoffeln und Gemüse auf
einer feinen Reibe raspeln. Mit
den Gewürzen vermischen und
abschmecken. In Teflonpfanne
mit 1–2 TL Öl kleine Reibe-
kuchen backen.

Bioghurt:
1   Bioghurt
1 TL Honig
2 EL Himbeeren
1 EL Weizenkeime

Zubereitung:
Joghurt mit Honig abschmecken
und glattrühren. In Glasschälchen anrichten, mit den Himbeeren garnieren und mit Weizenkeimen bestreuen.

ABENDESSEN:

Rohkost Nr. 6
Roquefortcreme
1 Vollkornbrot
1 Knäckebrot

Roquefortcreme:
3 EL Roquefort, zerdrückt
      (Gabel)
3 EL Magerquark
2-3 EL Milch
1/2 TL Senf
1 TL Schnittlauch

Zubereitung:
Roquefort mit der Milch vermischen und mit Senf und Schnittlauch abschmecken.

Als Zwischen- oder Spätmahlzeit ca. 150 Gr. Obst nach Geschmack.

ERSTE WOCHE
4. TAG

MITTAGESSEN:

Rohkost Nr. 7
Roggengrütze
Grapefruitcocktail

Roggengrütze:
4 EL grobes Roggenschrot
1 TA Gemüsebrühe
2 EL Gemüsewürfel, ange-
    dünstet
1 EL Saure Sahne
1 TL Butter
1 TL Sesam
Gewürze: Wacholder, Piment,
Rosmarin, Thymian, Lorbeer-
blatt, Kümmel gemahlen

Zubereitung:
Gemüsebrühe mit den Gewürzen
zum Kochen bringen, Schrot
dazu geben, leise 10–20 Min.
kochen. Anschließend auf der
Herdplatte ausquellen lassen,
Gemüse und saure Sahne unter-
mischen. Puddingförmchen mit
Butter ausstreichen, mit Sesam
ausstreuen und die Grütze gleichmäßig hineindrücken, auf einen
Teller stürzen.

Grapefruitcocktail:
1/2 Grapefruit
5 EL Quark, mager
    Ingwer gemahlen,
    Honig

Zubereitung:
Fruchtfleisch in gleichmäßige
Stücke schneiden. Quark und
Milch glattrühren. Mit Honig
und Ingwer abschmecken. Mit
Fruchtfleisch, Kirschen oder
Erdbeeren verzieren.

ABENDESSEN:

Rohkost Nr. 8
Gervaiscreme pi-
kant
1 Vollkornbrot
1 Knäckebrot

Gervais pikant:
2 EL Gervais
3 EL Magerquark
1 EL Zwiebelwürfel
Gewürze: Paprikapulver,
Pfeffer, Kräuter

Zubereitung:
Gervais, Quark, Zwiebelwürfel
vermischen, eventuell mit Milch
verdünnen, Gewürze zugeben.

Als Zwischen- oder Spätmahlzeit ca. 150 Gr. Obst nach Geschmack.

ERSTE WOCHE
5. TAG

MITTAGESSEN:

Rohkost Nr. 9
Bircherkartoffeln
Kräuterquark
Orangensalat

Bircherkartoffeln:
2–3 kleine Kartoffeln mit der
    Schale, gut gereinigt
Gewürze: Kümmel, Majoran,
Kräutersalz

Zubereitung:
Kartoffeln der Länge nach halbieren, mit der Schnittfläche nach unten auf ein gefettetes und mit Kräutersalz bestreutes Backblech legen. Oberseite der Kartoffeln mit Öl bestreichen und ebenfalls mit Gewürzen und Kräutersalz bestreuen. Im vorgeheizten Ofen bei 180 Grad ca. 20–30 Min. backen.

Kräuterquark:
5 EL Magerquark
2-3 EL Milch
1 EL gehackte frische
    Kräuter

Zubereitung:
Quark mit Milch glattrühren und mit den Kräutern abschmecken.

Orangensalat:
2 St. Orangen
1 EL Sanddorn honiggesüßt
1 TL gehackte Nüsse

Zubereitung:
Orangen filieren, in Glasschälchen anrichten, mit Sanddorn honiggesüßt übergießen und mit gehackten Nüssen bestreuen.

ABENDESSEN:

Rohkost Nr. 10
Hirseklößchen
Zwiebelsauce
Frischkäse auf
Knäckebrot

Hirseklößchen:
1 EL Hirseflocken
1 EL Magerquark
1 TL Butter
1/2   Ei
Gewürze: Muskat, Salz, Hefeflocken.

Zubereitung:
Quark und Butter mit Eigelb schaumig rühren, Gewürze und Hirseflocken unterheben, quellen lassen. Eiweiß zu Schnee schlagen, unter die Hirsemasse heben, Klößchen in kochende Gemüsebrühe abstechen.

Zwiebelsauce:
2 EL Zwiebelwürfel, angedünstet

Zubereitung:
Zwiebelwürfel leicht gebräunt über die angerichteten Klößchen geben, mit Petersilie bestreuen.

Frischkäse:
1 EL Frischkäse auf
1   Knäckebrot streichen

mit Schnittlauch und Tomate garnieren.

Als Zwischenmahlzeit oder Spätmahlzeit 150 Gr. Obst nach Geschmack.

ERSTE WOCHE

6. TAG

MITTAGESSEN:

Rohkost Nr. 11 Risotto mit Tomatenwürfeln Apfelquark	**Risotto:** 4 EL Naturreis 1 TA Gemüsebrühe 1 kleine Zwiebel 1 Tomate in Würfel 1 TL Butter 1 TL geriebenen Schafskäse *Gewürze:* Oregano, Salz, Pfeffer	*Zubereitung:* In die kochende Gemüsebrühe den Reis und Zwiebel geben, Kochplatte auf niedrigste Stufe schalten, ca. 30–35 Min. leise kochen. Tomatenwürfel in Butter andün- sten und über den Reis geben, mit den Gewürzen und Käse be- streuen.
	Apfelquark: 5 EL Magerquark 1 geriebener Apfel 1-2 EL Milch 1 EL Sanddorn honiggesüßt 1 TL Zitronensaft oder etwas geriebene Zitronenschale	*Zubereitung:* Quark mit Sanddorn, Zitronen- saft und Milch glattrühren, Apfel dazu geben, mit Früchten der Saison garnieren.

ABENDESSEN:

Rohkost Nr. 12 Gefüllte Gurke 1 Vollkornbrot 1 Knäckebrot	**Gefüllte Gurke:** 1/4 Gurke ausgehöhlt 3 TL Tartex 2 EL Sahne	*Zubereitung:* Tartex mit Sahne glattrühren und in die vorbereitete Gurke füllen.

Als Zwischen- oder Spätmahlzeit ca. 150 Gr. Obst nach Geschmack.

ERSTE WOCHE
7. TAG

MITTAGESSEN:

Rohkost Nr. 13
Hirsequarkbratlinge
Dickmilch mit
Melone

Hirsequarkbratlinge:
5 EL Magerquark
4 EL Hirseflocken
1 TL Zwiebeln, angedünstet
1 EL Gemüsewürfelchen,
        angedünstet
1 TL Öl
Gewürze: Salbei, Kümmel, Petersilie, Speisewürze, Hefeflocken

Zubereitung:
Quark mit Hirse, Zwiebeln und Gemüse vermengen, mit Gewürzen abschmecken und kleine Bratlinge formen und in Öl ausbacken.

Dickmilch:
10 EL Dickmilch
5 EL Melonenstücke
1 EL Sanddorn honiggesüßt

Zubereitung:
Dickmilch mit Sanddorn glattrühren, mit den Melonenwürfeln garnieren.

ABENDESSEN:

Rohkost Nr. 14
Pellkartoffeln mit
grüner Sauce

2–3 kleine Kartoffeln

als Pellkartoffeln zubereiten

Grüne Sauce:
3 EL Saure Sahne
1 EL Öl
5 EL Magerquark
2 EL frische Kräuter wie:
        Petersilie, Borretsch,
        Schnittlauch, Estragon,
        Sauerampfer, Brennnessel, Zitrone, Kerbel,
        Melisse

Zubereitung:
Alle Zutaten zusammenmischen.

Als Zwischen- oder Spätmahlzeit ca. 150 Gr. Obst nach Geschmack.

ZWEITE WOCHE
1. TAG

MITTAGESSEN:

Rohkost Nr. 15	**Spätzle:**	*Zubereitung:*
Vollkornspätzle	4 EL feingem. Vollmehl	Aus dem Mehl, Ei, Wasser, Ge-
Brombeerquark	1 Ei	würzen Spätzleteig bereiten, und
	1 TL Öl	wie üblich verarbeiten.
	1 TL Sojamehl	
	Wasser nach Bedarf	
	Gewürze: Salz, Muskat, Kräuter	

	Brombeerquark:	*Zubereitung:*
	5 EL Quark	Quark mit Milch glattrühren,
	2 EL Milch	mit Sanddorn gesüßt abschmek-
	3 EL Brombeeren	ken. Brombeeren unter den
	1 TL Sanddorn gesüßt	Quark heben, mit dem Rest gar-
	1 TL Nüsse gehackt	nieren. Mit gehackten, geröste-
		ten Nüssen überstreuen.

ABENDESSEN:

Rohkost Nr. 16	**Gefüllte Tomate:**	*Zubereitung:*
gefüllte Tomate	2 Tomaten	Tomaten halbieren und Kernge-
Hüttenkäse	1/2 Becher Hüttenkäse,	häuse herausnehmen. Hütten-
1 Vollkornbrot	ca. 100 Gr.	käse mit den Kräutern und
1 Knäckebrot	1 EL gehackte Zwiebel	Zwiebeln abschmecken und in
		die Tomaten füllen, mit Peter-
		silie garnieren.

Als Zwischen- oder Spätmahlzeit ca. 150 Gr. Obst nach Geschmack.

ZWEITE WOCHE
2. TAG

MITTAGESSEN:

Rohkost Nr. 17
Quarkkartoffel-
auflauf
Obstsalat

Quarkkartoffelauflauf:

2-3 kleine gekochte Pell-
kartoffeln
3 EL Quark
1/2 Ei
1 EL Zwiebelwürfel
1 EL Kräuter
Gewürze: Knoblauch, Salz,
Kümmel, Majoran.

Zubereitung:
Kartoffeln pellen, dann reiben
oder in feine Scheiben schneiden. Quark mit Ei, Zwiebeln,
Gewürzen und Kräutern
vermischen, unter die Kartoffeln
heben, in feuerfeste Auflaufform
füllen und im Ofen ca. 20–30
Min. bei 180 Grad backen.

Obstsalat:

2 St. Obst der Saison
1 EL Sanddorn gesüßt

Zubereitung:
Aus 2 St. Obst Salat bereiten
und mit Sanddorn gesüßt abschmecken.

ABENDESSEN:

Rohkost Nr. 18
Grünkernbratling
Obst der Saison

Grünkernbratling:

4 TL Grünkern grob
geschrotet
1 EL Lauch in Streifen
1 TL Sojamehl
1 TL Hefeflocken
1/2 Ei
1 TA Gemüsebrühe
1 TL Öl
Gewürze: Curry, Majoran, Dill,
Liebstöckl, Oregano, Knoblauch

Zubereitung:
Grünkern mit Gemüsebrühe auf
kleiner Flamme ca. 15 Min. köcheln. Dann ausquellen lassen.
Gewürze, Kräuter, Lauch, Sojamehl und übrige Zutaten unter
die Grünkernmasse heben. In einer Teflonpfanne mit wenig Öl
kleine Plätzchen backen. Sollte
die Masse nicht genügend binden,
mit Hirseflocken oder Kleie
anreichern.

Als Zwischen- oder Spätmahlzeit ca. 150 Gr. Obst nach Geschmack.

Bitte heraustrennen, auf Pappe kleben und in Ihrer Küche aufstellen – oder hängen.

ZWEITE WOCHE
3. TAG

MITTAGESSEN:

Rohkost Nr. 19
Getreidepudding
Sanddornjoghurt

Getreidepudding:

4	EL	Getreide (Weizen, Hafer, Roggen, Gerste) grob geschrotet
1	EL	Quark
1	EL	Saure Sahne
1	EL	Gemüsewürfel ange- dünstet
1	EL	Leinsamen geröstet
1	TL	Butter
1	TA	Gemüsebrühe

Gewürze: Kümmel, Thymian, Curry, Basilikum, Hefeflocken, Liebstöckel, Selleriegrün.

Zubereitung:
Getreidekörner in Gemüsebrühe kochen. Puddingform mit Butter ausfetten und mit Leinsamen ausstreuen. Alle übrigen Zutaten unter die Getreidemasse heben und in die Form füllen, im Wasserbad ca. 45 Min. köcheln. Dieser Pudding läßt sich auch auf süße Art herstellen. Dann das Getreide in Milch garen und mit Honig süßen.

Sanddornjoghurt:

1		Becher Bioghurt
1	EL	Sanddorn gesüßt

Zubereitung:
Bioghurt mit Sanddorn honiggesüßt abschmecken, eventuell mit Früchten garnieren.

ABENDESSEN:

Rohkost Nr. 20
Paprikaaufstrich
1 Vollkornbrot
1 Knäckebrot

Paprikaaufstrich:

5	EL	Magerquark
2	EL	Gervais
1	EL	Paprikawürfel
1	EL	Milch
1/2	TL	Paprikapulver
		Zwiebelringe

Zubereitung:
Alle Zutaten zusammenmischen und mit den Zwiebelringen garnieren.

Als Zwischen- oder Spätmahlzeit ca. 150 Gr. Obst nach Geschmack.

ZWEITE WOCHE
4. TAG

MITTAGESSEN:

Rohkost Nr. 21	**Vollkornpfannkuchen:**	*Zubereitung:*
Vollkornpfann-	4 EL Vollkornmehl	Aus den Zutaten Pfannkuchen-
kuchen	8 EL Milch	teig bereiten und in der leicht
Erdbeerquark-	1/2 Ei oder	geölten Pfanne dünne Pfann-
speise	1 EL Sojamehl	kuchen backen
	1 EL Öl	
	Gewürze: Salz, Muskat	
	Variation süß:	
	1 EL Trockenfrüchte	

	Erdbeerquark:	*Zubereitung:*
	5 EL Magerquark	Alle Zutaten in Mixer geben und
	2 EL Milch	pürrieren. Mit ganzen Früchten
	3 EL Erdbeeren	garnieren.
	1 EL Sanddorn gesüßt	

ABENDESSEN:

Rohkost Nr. 22	**Hirtenkäse:**	*Zubereitung:*
Griechischer Hir-	3 EL Schafskäse gerieben	Schafskäse mit Oliven und Quark
tenkäse	1 EL Oliven gehackt	vermischen, mit Paprika ab-
1 Vollkornbrot	1 EL Zwiebelringe	schmecken und mit Zwiebel-
1 Knäckebrot	2 EL Quark	ringen garnieren.
Obst	Paprika, eventuell etwas Milch	

Als Zwischen- oder Spätmahlzeit ca. 150 Gr. Obst nach Geschmack.

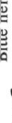

ZWEITE WOCHE
5. TAG

MITTAGESSEN:

Rohkost Nr. 23
Gerstenschnitte
Dickmilch mit
Früchten

Gerstenschnitte:
4 EL Gerstenschrot
1 TL Sesam
8 EL Gemüsebrühe
1 TL Öl
1 TL Paranüsse, gehackt
1 EL gedünstete Sellerie-
würfel zum Bestreuen
1 EL Saure Sahne
Gewürze: Koriander, Muskat,
Piment, Selleriesalz

Zubereitung:
Schrot in Gemüsebrühe garko-
chen, ca. 15–20 Min. ausquellen
lassen. Zutaten zusammenmischen. Masse auf ein gefettetes
Blech streichen, mit der sauren
Sahne bestreichen, Selleriewürfel
aufstreuen. Bei 175 Grad ca. 30
Min. backen

Dickmilch:
10 EL Dickmilch
1 EL Sanddorn gesüßt
1 TL Zitronensaft
3 EL Früchte der Saison

Zubereitung:
Dickmilch mit Sanddorn und Zitronensaft abschmecken und
mit den Früchten garnieren

ABENDESSEN:

Rohkost Nr. 24
Kartoffelgratin
Kräuterquarksoße
2 St. Obst der Sai-
son als Obstsalat

Kartoffelgratin:
2-3 kleine Kartoffeln,
vorgekocht
2 EL Gemüsestreifen
angedünstet (Karotte,
Sellerie, Lauch)
2 EL Milch
1/2 Ei
1 TL Butter für die Form
Gewürze: Muskat, Kümmel,
Majoran, Pfeffer, Petersilie

Zubereitung:
Kartoffeln in Scheiben schneiden, würzen, lagenweise mit
dem Gemüse in gefettete Auflaufform schichten, mit der Ei-
Milchmischung übergießen und
bei 175 Grad ca. 30–40 Min. im
Ofen backen.

Kräuterquarksoße:
2 EL Magerquark
2 EL Saure Sahne
1 EL frische Kräuter
Gewürze: Pfeffer, Salz, Hefeflocken.

Zubereitung:
Alle Zutaten zusammen mischen
und verrühren.

Als Zwischen- oder Spätmahlzeit ca. 150 Gr. Obst nach Geschmack.

ZWEITE WOCHE
6. TAG

MITTAGESSEN:

Rohkost Nr. 25	**Hirsepfanne:**	*Zubereitung:*
Hirsepfanne		
Früchtequark-		
speise		

Rohkost Nr. 25
Hirsepfanne
Früchtequark-
speise

Hirsepfanne:
4 EL Hirse
8 EL Gemüsebrühe
1/2 Ei
2 EL Gemüsewürfel ange-
　　　dünstet
1 EL Saure Sahne
Gewürze: Schnittlauch, Liebstöckel, Fenchelkraut, Basilikum, Thymian, Rosmarin,
Muskat, Knoblauch

Zubereitung:
Hirse in der Gemüsebrühe auf-
kochen und ausquellen lassen.
Würzen. Hirsemasse in gefettete
Auflaufform geben, Gemüsewürfel aufstreuen, mit Ei-Sahne-
mischung übergießen, im Ofen
ca. 10–15 Min. bei 175 Grad
backen, bis die Eimischung
stockt.

Früchtequarkspeise:
5 EL Magerquark
2 EL Milch
3 EL Früchte der Saison
1 EL Sanddorn gesüßt
　　　geriebene Zitronenschale

Zubereitung:
Quark mit Milch und Sanddorn
glattrühren, Zitronenschale
dazugeben. Mit den Früchten
garnieren

ABENDESSEN:

Rohkost Nr. 26
Frischkäse
Senfaufstrich
1 Vollkornbrot
1 Knäckebrot

Frischkäse:
1 EL Frischkäse
2 EL Hüttenkäse
1 TL Butter als Aufstrich-
　　　fett

Zubereitung:
Frischkäse und Hüttenkäse zusammenmischen.

Senfaufstrich:
1 EL Margarine
1/2 TL Senf
1 TL Schnittlauch

Zubereitung:
Alle Zutaten zusammenmischen.

Als Zwischen- oder Spätmahlzeit ca. 150 Gr. Obst nach Geschmack.

ZWEITE WOCHE
7. TAG

MITTAGESSEN:

Rohkost Nr. 27	**Kartoffelbratlinge:**	*Zubereitung:*

Rohkost Nr. 27
Kartoffelbratlinge
Milchreis mit
Früchten

Kartoffelbratlinge:

2   kleine Kartoffeln, gekocht in der Schale
2 EL   Gemüsewürfel ange- dünstet
1 EL   Hirseflocken
1 TL   Öl
1   Eigelb
1 TL   Sojamehl
Gewürze: Muskat, Salz, gehackte Kräuter

Zubereitung:
Kartoffeln schälen und noch warm durchpressen. Mit dem Ei- gelb, Hirseflocken, Gemüse und Gewürzen einen Teig bereiten und Plätzchen formen. In gefet- teter Bratpfanne backen.

Milchreis:

1 EL   Rundkornreis
1 TA   Milch
2 EL   Früchte, gewürfelt
1 TL   Sanddorn gesüßt
geriebene Zitronenschale
Zimt

Zubereitung:
Reis in Milch und eventuell etwas Wasser dünsten, abkühlen. Früchte, Zitronenschale und Zimt unterziehen.

ABENDESSEN:

Rohkost Nr. 28
Bressotquarkcreme
1 Vollkornbrot
1 Knäckebrot
Obst der Saison

Bressotquark:

3 EL   Bressotkäse
2 EL   Magerquark
1 EL   Milch
1   Tomate

Zubereitung:
Bressot mit Quark und Milch zu- sammenmischen, mit Tomaten garnieren.

Als Zwischen- oder Spätmahlzeit ca. 150 Gr. Obst nach Geschmack.

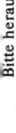

Bitte heraustrennen, auf Pappe kleben und in Ihrer Küche aufstellen - oder hängen.

Bücher, die Ihnen weiterhelfen

Zur Information über **Rheuma**:

Rheuma — Ischias — Arthritis — Arthrose — Ursachen und Heilbehandlung,
Dr. med. Bruker, Bio-Verlag Gesund leben, Dreieich.

Sprechstunde: Gelenkrheuma. Dr. Miehle
Verlag Gräfe und Unzer, München

Rheuma — ein Lehrbuch für Patienten. Prof. Mathies,
Verlag Fischer. G., Stuttgart/New York

Heil- und Vollwerternährung; Grundsätzliches:

„Iß Dich gesund", Dr. med. Anemueller,
Gräfe u. Unzer, München

„Getreide und Mensch — eine Lebensgemeinschaft", Prof. Kollath,
Verlag Schwabe, Bad Homburg

„Nutze die Heilkraft unserer Nahrung", Dr. med. Schneider,
Saatkorn Verlag, Hamburg

„Schicksal aus der Küche", Dr. med. Bruker,
Bio-Verlag, Dreieich.

„Urkräfte des Lebens im Getreidekorn", Kostenlose Informationsschrift,
Schnitzer-Verlag, 7742 St. Georgen

„Vollwerternährung", von Koerber/Männle/Prof. Leitzmann
Haug-Verlag Heidelberg

Fasten:

„Wie neugeboren durch Fasten", Dr. med. Lützner,
Gräfe und Unzer, München

Rezept- und Kochbücher:

„Das große Vollkornkochbuch", Ingried Früchtel,
    Gräfe und Unzer, München

„Das neue vegetarische Kochbuch", Ingrid Früchtel,
    Gräfe und Unzer

„Gesunde Küchenkunst — Die Schule der natürlichen Vollwerternährung".
    Hildegard Hölzle, Schnitzer-Verlag. St. Georgen

„Gesund und schlank werden durch Schnitzer-Intensivkost"
    Dr. med. dent. Schnitzer, Schnitzer-Verlag, St. Georgen

„Das Salem-Kochbuch",
    Verlag Bruderschaft Salem, Stadtsteinach

„Ernährung bei Gicht", Prof. Wolfram/Reinhardt/Tick,
    Thieme-Verlag Stuttgart

„Bircher-Benner-Kochbuch"
    Bircher-Benner-Verlag Zürich

„Biologisch Kochen und Backen", Helma Danner,
    Econ-Verlag Düsseldorf–Wien

ANTWORT – BLATT

Mit Ihrer Meinung und Erfahrung helfen Sie, das Buch zu verbessern, das Selbsthilfe durch Ernährungsbehandlung anregen möchte.

Wir danken Ihnen, wenn Sie uns die eine oder andere Frage beantworten.

Zum theoretischen Teil

1. Genügen die Erklärungen der ersten Buchhälfte?

   _____

   _____

2. Was fehlt? Was wäre entbehrlich?

   _____

   _____

3. Was kann besser gesagt werden?

   _____

   _____

4. Worüber wünschen Sie mehr Information?

   _____

   _____

Zum praktischen Teil

5. Übersichtlich und praktisch zu handhaben?

   _____

   _____

Bitte heraustrennen, auf Pappe kleben und in Ihrer Küche aufstellen – oder hängen.

6. Was ist für Sie durchführbar, was nicht?

_____

_____

7. Wie war die Verträglichkeit der empfohlenen Speisen?

_____

_____

8. Welche Tips und Rezepte möchten Sie weitergeben?

_____

_____

Zum Heilwert der Nahrung

9. Welche Wege der Ernährungsumstellung sind Sie gegangen
   – jeweils wie lange?

_____

_____

10. Welche persönlichen Erfahrungen machten Sie dabei?

_____

_____

11. Was empfehlen Sie weiter?

_____

_____

Ihre Antwort – möglichst kurz – erbitten wir an

Dr. H. Lützner, Kurpark-Klinik, 7770 Überlingen

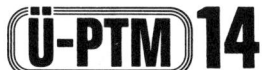

Übungslehrbuch zum psychologischen Test für das Studium der Medizin, Zahnmedizin und Tiermedizin

von Dr. H.W. Geßmann
180 S., 595 Abb., DM 29,80
Best. Nr. 920 614   ISBN 3-88 454-614-7

Alle zur Anwendung kommenden Testformen werden vorgestellt. Zu jedem Test sind zahlreiche Übungsaufgaben angegeben, so daß gezielt die im Test überprüften Eigenschaften, wie Konzentrationsfähigkeit, räumliches Vorstellungsvermögen, Gedächtnis, visuelle Wahrnehmung, Sprachgefühl, Verständnis für Gesamtsituationen u.a. trainiert werden können.

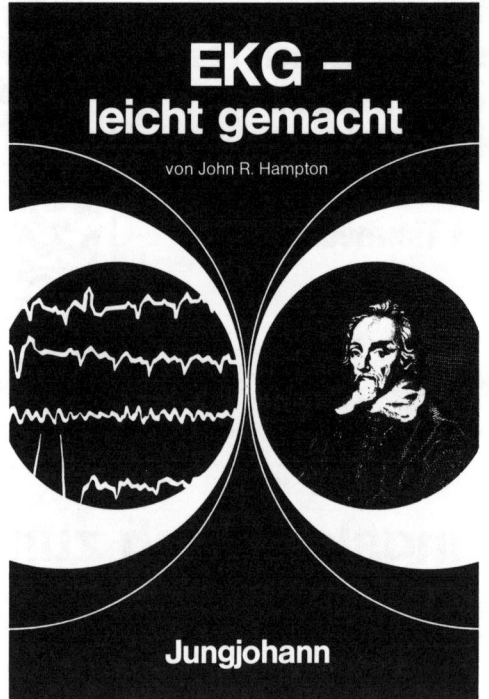
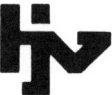